대한민국
최고의 명의가
들려주는

천식과 알레르기 비염

SNUH
서울대학교병원
Health⁺7

대한민국 최고의 명의가 들려주는

천식과 알레르기 비염

초판 1쇄 발행 2013년 12월 5일
초판 5쇄 발행 2023년 8월 10일

지은이 조상헌

펴낸곳 서울대학교출판문화원
주소 (08826) 서울 관악구 관악로 1
도서주문 02-889-4424, 02-880-7995
홈페이지 www.snupress.com
페이스북 @snupress1947
인스타그램 @snupress
이메일 snubook@snu.ac.kr
출판등록 제15-3호

ISBN 978-89-521-1500-3 04510
978-89-521-1498-3 (세트)

SNUH 서울대학교병원 Health+7

대한민국
최고의 명의가
들려주는

천식과 알레르기 질환

조상헌 서울대학교병원 내과 교수

서울대학교출판문화원

첨단 지식정보화 사회에 들어 눈부신 의학발전에도 불구하고 여전히 병마와 싸우는 수많은 환자들이 있기에 우리는 한시라도 마음이 편할 수가 없습니다.

서울대학교병원 Health+ 시리즈는 정보의 홍수시대에 근거가 빈약한 의학정보가 무분별하게 난무하는 상황에서 의학적 근거와 기준을 제시하며 표준화된 건강정보를 제공하고자 발간되었습니다.

특히 이 책은 대한민국 암 발생률 1위인 위암을 시작으로 유방암, 간암, 췌장암 등 다양한 암 질환과 각종 질병까지 의료진이 오랜 기간에 걸쳐 축적해 온 경험과 의학지식을 알기 쉽게 풀어가고 있습니다. 또한 각 질환별로 증상, 진단, 치료, 재활, 건강관리 등 환자들이 궁금해 하는 점을 중심으로 일반인들도 이해하기 쉽게 구성되어 있습니다.

무엇보다 본 시리즈를 통해 서울대학교병원 최고 명의들이 건강과 질병에 대한 전문적 지식을 국민들과 함께 공유함으로써 국가중앙병원으로서 국민건강관리의 올바른 방향을 제시하고 평생건강을 계획하고 관리하게 된 것은 정말 소중한 일이 아닐 수 없습니다.

이 책의 발간에 수고를 아끼지 않은 원고 집필 교수진과 서울대학교출판문화원 편집진에게 감사를 드리며, 이번 Health⁺ 시리즈 발간이 우리 모두의 건강한 미래를 밝히는 소중한 길잡이로서 국민 모두가 더욱 건강하고 행복한 삶을 영위해 나가는 뜻깊은 계기가 되기를 기대합니다.

2013년 8월 25일

서울대학교병원장

이 책을 펴내며

선진국으로 진입할수록 알레르기 질환은 급증한다. 이는 서구화한 생활습관에서 원인을 찾을 수 있으며, 보건 위생 환경이 좋아지면서 감염성 질환은 감소하는 반면, 알레르기 질환은 생기기 쉬운 신체 조건으로 바뀌기 때문이다. 또한 경제발전에 따라 대기오염, 황사 등 유해물질에 많이 노출되고, 실내에서 생활하는 시간이 늘어남에 따라 실내 항원 및 건축 자재 등에서 나오는 유해물질에도 많이 노출되기 때문에 알레르기 질환이 증가한다.

우리나라도 1990년대 이후 선진국 대열에 들어서면서, 최근 30년 동안 천식·알레르기 비염·아토피 피부염을 비롯한 알레르기 질환이 3배 정도 급증하여, 생활 습관과 환경 변화가 알레르기 질환의 급증에 중요하게 작용한다는 사실을 명확하게 알 수 있다. 이제 한국인 3명 중 1명이 알레르기 질환을 앓고 있으며, 5명 중 1명이 알레르기로 인한 비염과 천식에 시달리고 있다.

이에 따라 정부에서도 천식과 알레르기 비염을 포함한 알레르기 질환에 관심을 가지고, 이와 관련한 각종 연구 사업 및 보건 사업을 진행하고 있으며, 언론에서도 알레르기 질환을 각종 건강 프로그램의 단골 주제로 다루고 있다. 일반인의 관심도 급증하여, 알레르기 질환의 진단·치료·예방을 위해 각종 보건 행사와 의료 기관을 적극적으로 활용하고 있다.

최근 조사에 따르면 천식을 포함한 알레르기 질환의 사회·경제적 비용이 상당히 많이 든다고 알려져 있으며, 최근 시행된 아시아 국가를 대상으로 한 천식과 알레르기 비염의 현황 조사에서는 우리나라가 아직도 천식과 알레르기 비염에 대한 이해도가 낮고 제대로 된 치료를 받지 못하는 것으로 나타나, 이에 대한 홍보와 교육이 절실한 상황이다.

저자는 이 책을 통하여 일반인들이 천식과 알레르기 비염을 포함한 알레르기 질환을 보다 잘 이해하고, 올바른 치료를 받을 수 있는 지식을 제공하려 한다. 또한 알레르기 질환으로 고생하는 환자들과 그 가족들에게 조금이나마 도움이 되기를 기대한다.

아울러 본문 내용과 관련된 삽화 사용에 협조해 주신 서울특별시 아토피/천식 교육 정보 센터에 감사드린다.

조상헌(서울대학교병원 내과 교수)

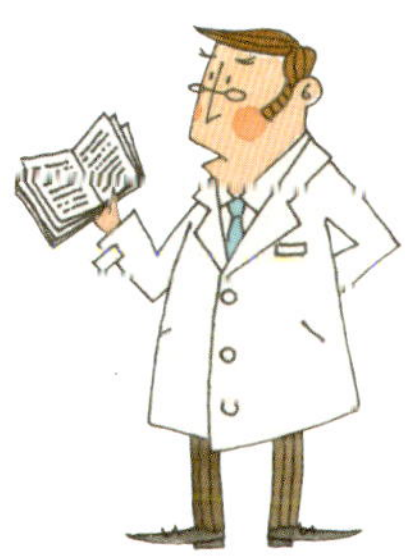

차 례

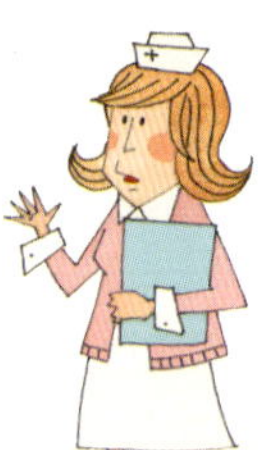

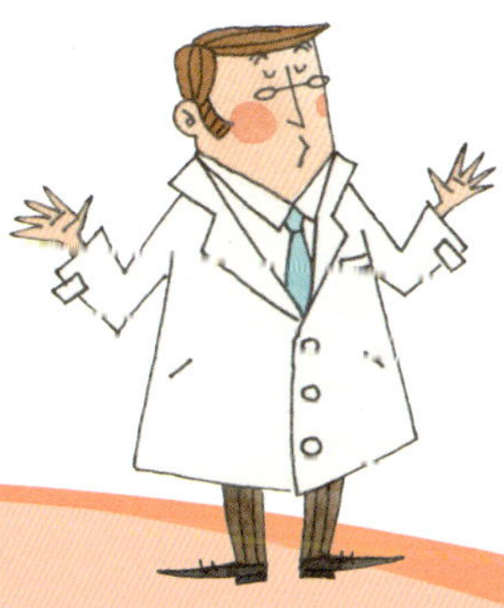

01

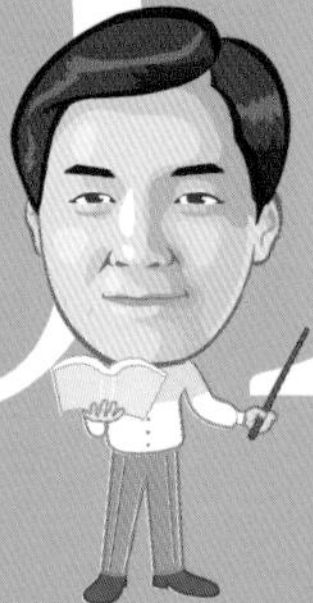

알레르기 제대로 이해하기

알레르기란 일반적으로 해가 없는 물질에 대해 비정상적으로 '과민한 면역 반응'을 나타내는 것을 말한다. 이러한 알레르기 반응은 여러 신체 부위에서 다양한 증상으로 나타날 수 있다.

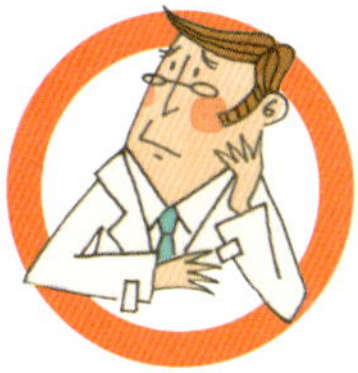

알레르기란 무엇인가?

사람들이 "난 고양이 알레르기가 있어", "난 이런저런 음식에 알레르기가 있어"라고 하거나, 심지어는 "난 월요일 아침에 알레르기가 있어"라고 말하는 것을 종종 들어 보았을 것이다. 이는 보통사람에게는 별다른 영향이 없는 어떤 물질에 대해 비정상적으로 과민한 반응을 나타낸다는 뜻이다.

즉, 알레르기란 간단히 말해서 외부 자극에 대해 정상과 다르게 변화된 반응이라는 뜻이다.

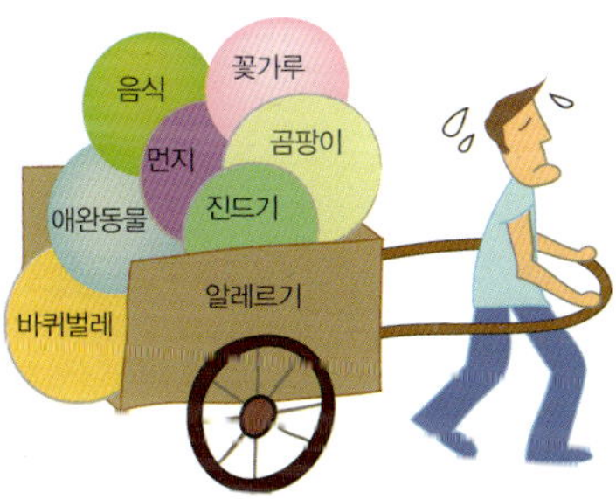

그림 1. 알레르기의 원인 물질들

면역반응과 과민반응이란?

20세기 초 오스트리아의 의사 피르케(Clemens Freiherr von Pirquet)가 '알레르기'라는 용어를 처음 만들었을 당시, 이 용어는 '인체가 반응하는 방식의 변화'를 일컫는 말이었다. 외부 물질이 몸 안으로 들어왔을 때, 몸은 이에 반응하여 외부 물질을 제거하기 위한 노력을 하게 된다. 예를 들면, 세균이 몸 안으로 들어왔을 때, 이를 제거하기 위해 면역반응을 보이는데 이것은 우리 몸에 이로운 영향을 준다. 하지만 외부 물질이 몸 안으로 들어왔을 때, 몸이 이에 대해 비정상적으로 과민하게 반응하면 오히려 몸에 해로울 수 있다. 예를 들면, 꽃가루가 몸 안으로 들어왔을 때 불필요한 염증반응이 일어나면 이는 우리 몸에 해로운 영향을 미친다. 시간이 지나면서 '알레르기'는 해가 없는 외

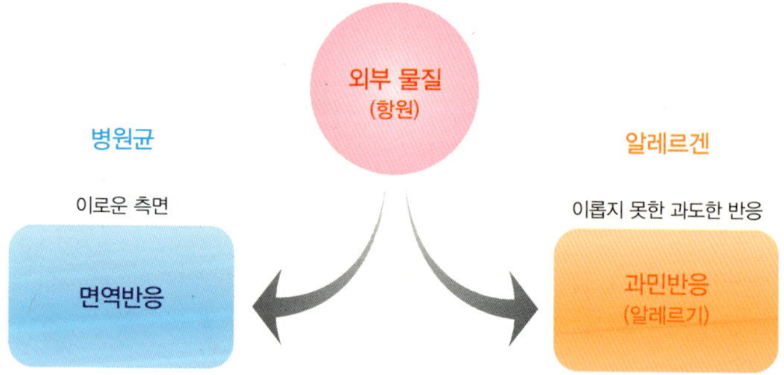

그림 2. 면역반응과 과민반응

부 물질에 대한 이롭지 않은 과민반응을 가리키는 말로 굳어졌고, 반면 '면역'이라는 용어는 해로운 외부 물질을 제거하는 유익한 반응을 의미하게 되었다.

다양한 증상을 유발하는 알레르기

근본적으로 알레르기 반응은 몸 안으로 들어온 외부 물질을 제거하려는 신체 활동이다. 따라서 몸의 관점에서 보면 알레르기 반응은 방어 기전의 일환이라 할 수 있다. 면역반응은 바이러스나 세균 등에 반응하여 발생하는 반면, 알레르기 반응은 음식이나 꽃가루와 같이 해가 없는 외부 물질에 대해 비정상적으로 과민하게 반응하여 발생한다.

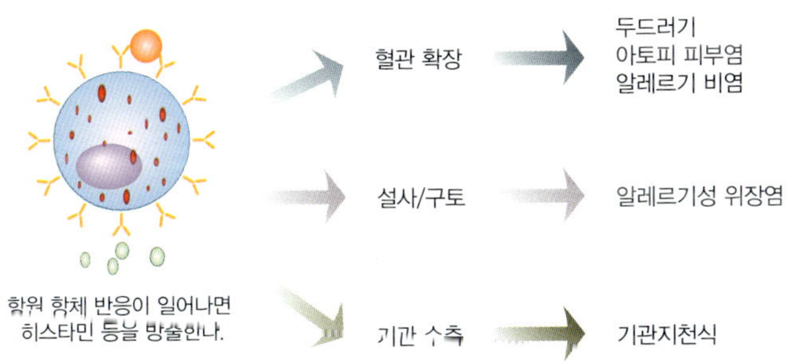

그림 3. 알레르기 반응에 의한 증상과 관련 질환

다시 말하면, 알레르기 반응의 경우 원인이 되는 외부 물질 자체는 일반적으로 해가 되지 않으나 그에 대해 우리 몸이 반응하는 방식에 문제가 있는 것이다. 오늘날 많은 사람들이 고통을 겪고 있는 알레르기 질환의 대부분이 이 범주에 해당한다.

알레르기 반응은 우리 몸 중에서도 외부 물질에 많이 노출이 되는 부분에서 주로 발생한다. 따라서 공기 중의 떠다니는 알레르기 물질은 숨을 쉴 때 우리 몸으로 들어와 코와 기도, 폐에서 알레르기 반응을 일으킬 수 있고 눈에 닿으면 눈 증상을 유발할 수 있다. 음식물로 섭취할 경우 위장관에서 알레르기 반응을 일으켜 장 운동을 비정상적으로 증가시킬 수도 있다. 혈액으로 흡수된 알레르기 물질의 경우 심장 혈관 계통, 중추신경 계통 등에까지 알레르기 반응을 일으킬 수 있다

알레르기는 한 번 생기면 반복된다

사람에 따라 알레르기 체질을 타고나는 경우가 있다. 이런 알레르기 소인이 있는 사람은 꽃가루나 새우와 같은 특정 외부 물질이 눈, 코, 폐, 또는 위장관을 통해 몸 안으로 들어오면 비정상으로 과민한 반응, 즉 알레르기 반응이 나타나게 된다.

한번 알레르기 반응이 발생하게 되면, 원인 물질이 노출되

었던 신체 부위의 면역세포들은 원인 물질을 기억하게 된다. 그리하여 원인 물질에 또다시 노출이 되면 이 면역세포들이 즉각적으로 알레르기 반응을 위한 활동을 시작하고 신체 부위에 따라 '피부염', '비염', '결막염' 등의 증상이 나타나게 된다.

예를 들어, 오리나무, 자작나무 등 수목류의 꽃가루 농도가 증가하는 3~5월에만 콧물·재채기·코막힘 등 알레르기 비염 증상을 나타내는 환자의 경우 다른 시기에는 증상이 잠잠하다가, 매년 3~5월만 되면 괴로워 병원을 찾는다. 이 시기에 원인이 되는 수목 꽃가루에 다시 노출이 되면서 준비되어 있던 면역세포가 활성화되어 알레르기 반응에 관여하는 다양한 물질들을 발생시키기 때문이다. 따라서, 알레르기는 한 번 생기면 원인 물질이 완전히 제거되거나 염증 반응이 조절되지 않는 한 반복적으로 발생한다.

나한테 맞지 않는 알레르기 물질 알아보기

우리 몸에 외부 물질이 들어오면 면역계가 감지하여 이에 대해 면역 글로불린이라는 '항체'를 만들어 우리 몸을 보호한다. 총에도 소총, 기관총, 권총, 대포 등 다양한 종류가 있듯이, 우리 몸에서 만들어지는 항체에도 여러 가지 종류가 있다.

알레르기 반응은 면역 글로불린 E와 관련이 있다. 알레르기 체질인 사람은 특정 원인 물질에 노출이 되면 우리 몸은 그 원인 물질에 대한 면역 글로불린 E를 만든다. 그리하여 추후 그 원인 물질이 다시 우리 몸 안으로 들어오면 이전에 만들어 두었던 면역 글로불린 E를 이용하여 즉각적으로 알레르기 반응을 나타낸다.

예를 들어 집먼지 진드기에 감작된 알레르기 비염 환자는 집먼지 진드기가 사는 옷장을 열자마자 재채기를 하고 콧물을 흘린다. 이는 그 사람의 코 안에 준비되어 있던 집먼지 진드기에 대한 면역 글로불린 E가 집먼지 진드기를 감지하면서 급성 반응을 일으켰기 때문이다.

따라서 내 몸 안에 어떤 물질에 대한 면역 글로불린 E가 있는지를 알면, 내가 어떤 물질에 알레르기 반응을 보일지를 예측할 수 있다. 내가 가진 면역 글로불린 E가 어떤 것이 있는지를 알아보는 방법은 크게 두 가지가 있다.

첫 번째 방법으로는 알레르기 피부 반응 시험을 이용해서 특정 물질에 대한 면역 글로불린 E가 존재하는지 확인해 보는 것이다. 만약 피부에 문제가 있거나 약물복용 등으로 알레르기 피부 시험을 시행할 수 없을 경우에는 두 번째 방법으로 혈액 중에 존재하는 면역 글로불린 E를 측정해서 원인 물질을 추정해 볼 수 있다.

그러나 이런 검사에서 특정 물질에 대해 면역 글로불린 E가 있다고 해서, 즉 특정 물질에 감작되었다고 해서, 이 물질이 내 몸 안으로 들어왔을 때 반드시 알레르기 반응을 일으키는 것은 아니다. 면역 글로불린 E가 있다고 하더라도 콧물, 재채기, 가려움 등의 알레르기 증상을 일으키지 않을 수도 있다. 검사에서 내가 감작된 물질이라고 해서 모두 피하거나 주의할 필요는 없다. 검사의 해석과 판단은 반드시 전문가의 의견을 듣는 것이 중요하다.

알레르기 항원의 종류

통년성 항원과 계절성 항원

호흡기를 통해 들어오는 알레르기 항원은 일년 내내 우리 주위에서 접할 수 있는 '통년성 항원'과 특정 계절에만 문제가 되는 '계절성 항원' 두 가지가 있다. 대표적인 통년성 항원으로는 집먼지 진드기·실내 곰팡이·바퀴벌레·애완동물 털 등이 있으며, 계절성 항원으로는 꽃가루(화분)가 문제가 되는데, 봄철에는 나무, 여름철에는 잔디, 가을철에는 잡초 꽃가루가 공중에 많이 존재하여 증상을 일으킨다.

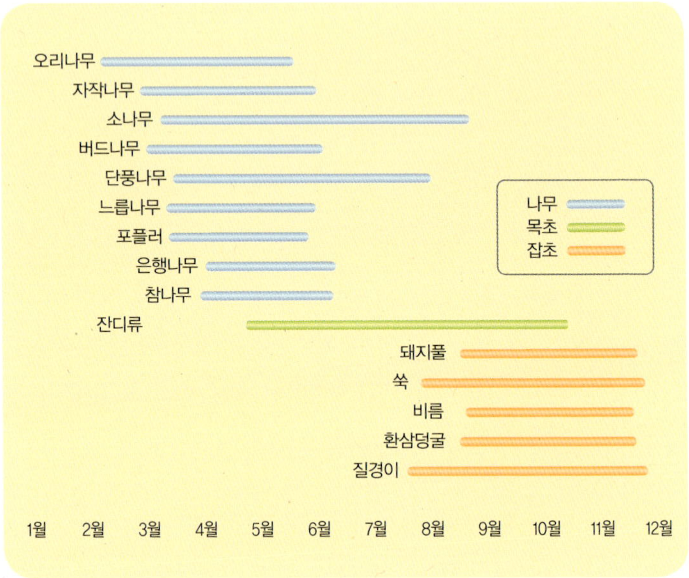

그림 4. 우리나라 계절별 꽃가루

피부 시험에서 양성을 보인 물질이 항상 알레르기를 일으키는 것은 아니다. 예를 들어, 피부 시험에서 나무 꽃가루와 집먼지 진드기 모두에 양성 반응을 보인 알레르기 비염 환자가 주로 봄에만, 즉 나무 꽃가루가 날리는 계절에만 비염 증상이 있다면 나무 꽃가루가 알레르기 비염의 주된 원인 항원이다. 이렇게 특정 알레르기 질환의 원인 항원을 알면 원인 알레르기 항원을 회피함으로써 알레르기 질환을 예방하고 치료할 수 있다.

흡입성 항원과 식품 항원

항원은 크게 공기 중에 떠다니는 흡입성 항원과 음식물 중에 포함되어 있는 식품 항원으로 나눌 수 있다.

흡입성 항원은 공기 중에 포함되어 있으므로 공기와 접촉하는 코와 폐, 눈 등에 주로 영향을 미친다. 코 점막에 알레르기 염증이 발생하면 알레르기 비염, 눈에 발생하면 알레르기 결막염, 기도에 발생하면 천식의 형태로 나타난다. 흡입성 항원은 집먼지 진드기, 곰팡이, 바퀴벌레, 애완동물의 털과 비듬 등 실내에 주로 존재하는 실내 항원과, 꽃가루로 대표되는 실외 항원으로 나뉘며, 이들은 공기 중에 떠다니는데 매우 크기가 작아서 눈에 보이지 않는다.

식품 항원은 음식이 지나가는 입과 위장관에 알레르기 반

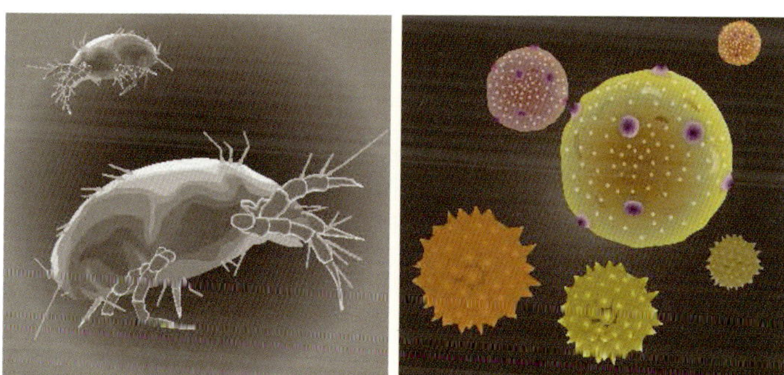

그림 5. 알레르기 항원. 집먼지 진드기(왼쪽)와 꽃가루(오른쪽)

(출처 : 《성인천식》, 보건복지부, 질병관리본부, 서울특별시 아토피·천식 교육정보센터, 2012년)

응을 일으켜, 입 안이 간지럽거나 부을 수 있고, 위장관이 붓거나 운동에 장애가 발생할 수 있으며, 전신적으로 두드러기나 혈관부종, 알레르기 쇼크(아나필락시스) 등을 유발하기도 한다.

알레르기 질환에 대해 알아보자

보통 사람들에게는 해가 없는 외부 물질에 대해 과민한 반응을 보이는 체질을 가진 사람 모두가 증상을 가지는 것은 아니다. 이들 중 일부는 증상이 없을 수도 있으며, 또 다른 사람들에서는 콧물, 재채기, 가려움, 기침, 호흡곤란 등의 증상이 발생하게 되는데 이러한 경우를 '알레르기 질환'이라고 한다. 알레르기 질환은 기관지천식, 알레르기 비염, 알레르기 결막염 등 다양한 종류가 있다.

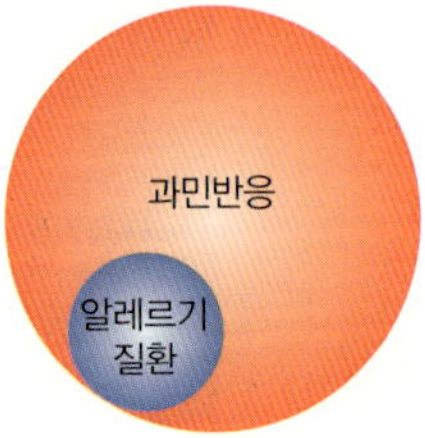

그림 6. 과민반응과 알레르기 질환.
과민반응을 일으키는 성향을 가진 사람 중 일부만이 실제 증상을 지니는 알레르기 질환을 가진다.

알레르기는 집안 내력인가?

'아토피'는 알레르기 반응의 유전적 성향을 일컫는 것으로 아토피 성향이 있다고 하여 항상 알레르기 질환을 일으키지는 않는다. 하지만 아토피 성향이 있는 사람은 현재 알레르기 질환이 없더라도 알레르기를 잘 일으키는 물질에 반복적으로 노출되면 나중에 알레르기 질환이 생길 수 있다.

알레르기, 아토피, 아토피 피부염의 차이

아토피 성향 자체는 병이 아니다. 보통사람들에게는 해가 없는 외부 물질에 대해 과민한 반응을 보이는 유전적 성향을 아토피라고 하며, 숨이 차거나 콧물이 나는 이상 증상들을 가질 때를 알레르기 질환이라 한다. 아토피는 흔히 아토피 피부염과 혼동되어 사용하는데, 이는 잘못된 상식이다. 아토피 피부염은 피부에 생기는 알레르기 질환의 한 형태로 주로 어린아이와 젊은이들에게 많이 발생한다.

다양한 알레르기 질환

알레르기 질환은 증상이 발생하는 부위에 따라 나눌 수 있다. 즉, 눈에 발생하는 알레르기 결막염, 코에 발생하는 알레르기 비염, 기도에 발생하는 천식 등이 대표적이다. 때로는 한 부위에서만 증상이 나타나는 것이 아니라 여러 부위에서 증상이 나타날 수 있다. 예를 들면 천식과 알레르기 비염이 같이 있다거나 알레르기 결막염과 알레르기 비염이 같이 있을 수 있다. 실제로 천식 환자의 약 70%에서 알레르기 비염을 함께 앓고 있고, 알레르기 비염 환자의 30~40%가 천식을 함께 앓고 있다.

천식과 알레르기 비염 외에 다양한 알레르기 질환에 대해 간단히 알아보자.

알레르기 결막염

알레르기 결막염은 공기 중에 떠다니는 원인 물질이 눈에 들어와서 알레르기 반응을 일으키는 것이다. 눈꺼풀 안쪽에서 발생한 알레르기 염증반응이 눈에 있는 신경이나 혈관에 나쁜 영향을 미쳐 눈이 가렵거나, 눈물이 나거나, 눈이 충혈되거나, 눈꺼풀이 부을 수 있다.

나무나 잔디, 잡초 꽃가루에 대한 알레르기 반응으로 일어나는 계절성 알레르기 결막염이 가장 흔하다. 반면 통년성 알레르기 항원에 의한 알레르기 결막염은 흔하지 않다.

아토피 피부염

아토피 피부염은 어린 아이들에게 가장 흔히 나타나는 알

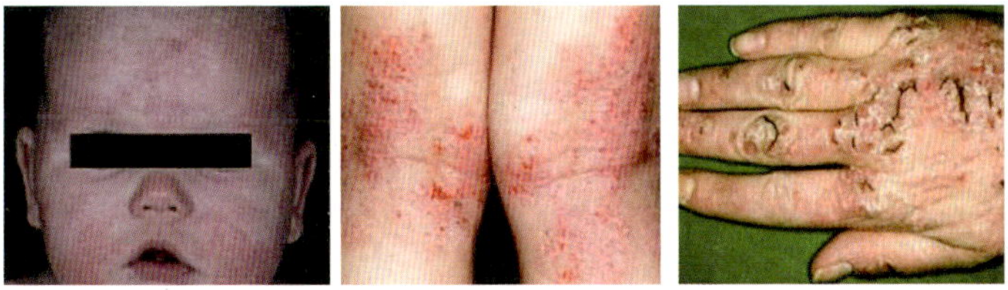

그림 7. 아토피 피부염

레르기 질환으로, 아토피성 습진으로도 불린다. 일반적으로 유제품이나 달걀에 대한 식품 알레르기로 생기며 증상은 피부 구진(붉어지고 좁쌀 같은 것이 돋아나는 피부 병변), 물집 등이 있다. 영유아들은 몸 전체에 피부염이 발생하기도 하며, 아이가 자라거나 걷기 시작하면 피부염이 나타나는 부위가 바뀌는데 주로 팔꿈치 안쪽이나 무릎 뒤쪽, 손목 안쪽 등과 같이 피부가 접히는 부분에 주로 나타난다.

아토피 피부염은 한 가지 방법으로만 치료하는 것이 아니라, 원인 및 악화 인자를 피하고 적절한 목욕과 보습제를 사용하여 피부를 촉촉하게 관리하면서 약물치료로 가려움증과 염증을 치료하는 세 가지 방법을 적절하게 사용해야 한다. 3분의 2가량은 성장하면서 저절로 사라지는 경우가 많다.

알레르기 접촉피부염

알레르기 접촉피부염은 알레르기 항원이 피부에 반복적으로 접촉되어 감작반응이 일어나는 경우에 발생한다. 증상은 접촉 후 바로 나타나기보다는 보통 24~48시간 이후에 가장 심하게 나타난다.

알레르기 접촉피부염을 유발하는 화학물질이나 금속은 다양하지만, 주변 환경에서 흔히 접촉하는 물질들로 화장품 및 얼굴 크림, 향수, 샴푸, 매니큐어, 염색약, 니켈이 함유된 장신구, 시곗줄, 벨트 등이 흔한 원인이다. 증상은 붉어짐, 부종, 가려움증, 작은 물집 등이며 지속적으로 발생하면 피부가 갈라지고 껍질이 생기거나 두꺼워지기도 한다.

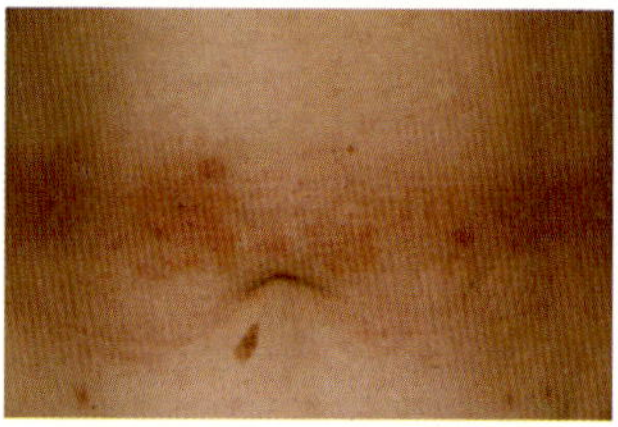

그림 8. 알레르기 접촉피부염

가장 중요한 치료는 원인물질을 확인하고 이를 회피하는 것이며, 적절한 약물치료를 하여 증상을 호전시킬 수 있다.

식품 알레르기

식품 알레르기는 위나 장에 국소 증상을 일으킬 수도 있고, 전신 반응을 일으킬 수도 있다. 알레르기 반응을 일으키는 식품과 접촉하면, 일반적으로 입술과 혀가 따끔거리다가 입술이 부어오르는 현상을 경험하는데, '구강 알레르기 증후군'이라고 한다. 이것은 구강 점막이 특정 물질과 접촉하여 알레르기 반응을 일으키는 것이다. 주로 과일을 먹고 증상이 나타나는 경우가 많은데, 흥미롭게도 이런 증상을 보이는 사람들의 상당수가 계절성 항원인 나무 꽃가루에 알레르기 반응을 함께 보인다.

식품 알레르기는 위경련·복부팽만·설사를 일으키며, 심한 경우 두드러기, 혈관부종 및 아나필락시스도 나타날 수 있다.

우유·달걀·밀·땅콩·견과류(호두, 피스타치오, 캐슈, 헤이즐넛, 마카다미아) 등·대두(콩)·생선·조개류 등 여덟 종류의 식품이 모든 식품 알레르기 반응의 약 90%를 일으킨다. 아이들에게 식품 알레르기를 일으키는 가장 대표적인 원인 식품 중 우유는 흔히 습진을 유발하는 데 비해, 땅콩·견과류·생선·조개류는 아주 심각한 반응을 일으키기도 한다.

아나필락시스(알레르기 쇼크)

아나필락시스는 땅콩을 비롯한 특정 식품이나 약물에 노출되거나, 벌·개미 등의 곤충에 쏘였을 때, 또는 라텍스 등의 알레르기 항원에 접촉할 때 발생한다. 주로 노출된 시점부터 수분 내지 한 시간 이내에 증상이 발생한다.

증상은 매우 다양하게 나타난다. 안면 홍조, 얼굴 부종, 전신 가려움증 및 두드러기, 천명음, 호흡곤란, 구토, 설사, 어지러움 등이 발생할 수 있고, 심하면 의식을 잃거나 사망할 수도 있을 정도로 위험하다.

일상생활에서도 생선, 견과류, 갑각류, 땅콩 등의 식품을 섭취했을 때와 라텍스가 함유된 고무 제품에 접촉하였을 때 아나필락시스가 발생할 수 있다. 문제 식품의 대다수는 쉽게 피할 수 있지만, 땅콩은 가공식품의 원료로 다양하게 이용되기 때문에 피하는 것이 쉽지 않다. 아나필락시스는 사망할 수도 있는 위험한 질환이므로, 아나필락시스가 의심되는 증상이 발생하면 즉시 가까운 응급실로 가서 응급조치를 받아야 한다.

약물 알레르기

약물 알레르기는 기전에 따라 면역학적 반응과 약물 이상반응으로 나뉘며, 환자의 개인적인 체질과 약물의 대사, 약물의 화학 성질 등이 위험 인자로 작용한다. 약을 복용한 뒤 별다른 이유 없이 몸이 붓거나 두드러기가 나거나, 가슴이 답답하거나 호흡이 곤란해지는 증상이 생기면 약물 알레르기를 의심할 수 있다. 스티븐스-존슨 증후군과 같은 중증 피부 과민반응이나 아나필락시스가 발생하는 경우 사망에 이를 수도 있다. 가장 흔한 원인 약물은 소염진통제, 항생제, 항경련제 등이지만, 이 밖에 여러 가지 약물들도 약물 알레르기를 일으킬 수 있다.

약물 알레르기 예방의 기본 원칙은 원인 약제를 확인한 뒤 철저하게 사용을 금지하는 것이다. 따라서 약물 알레르기가 의심되면 전문가와 상담하여 원인 약물을 확인하도록 한다.

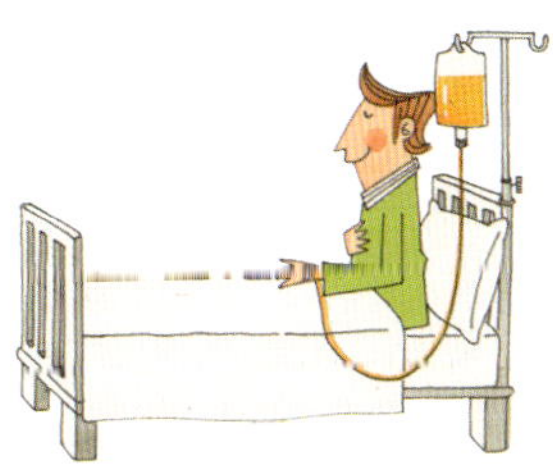

02

천식 제대로 이해하기

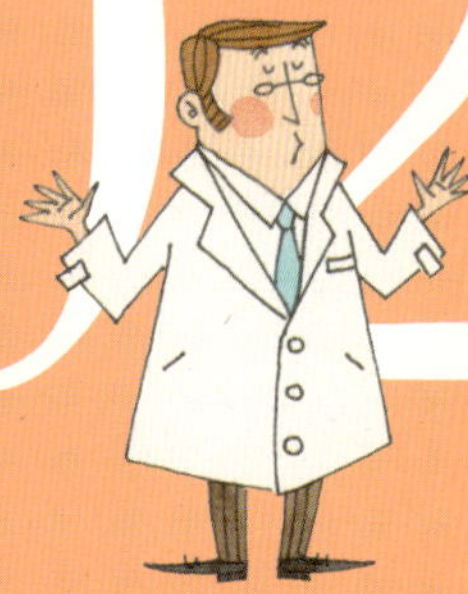

천식 환자는 기침, 호흡곤란, 가슴 답답함, 천명음 등의 전형적인 증상 외에도 비전형적인 증상을 보이기도 한다. 특히 감기에 걸린 이후 천식이 악화되기도 하는데 기침만 하는 경우에는 감기로 오인할 수 있어 주의를 요한다. 적절한 약물 사용과 악화 인자 회피, 청결한 환경관리가 필수 요소이다.

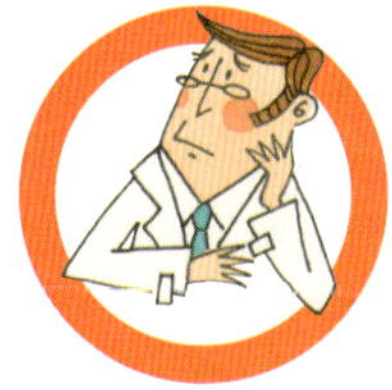

천식은 어떤 병인가?

천식은 알레르기 염증 반응에 의해 기도가 좁아져 기침, 호흡곤란, 가슴이 조이는 느낌, 숨을 쉴 때 쌕쌕거리는 소리(천명음)를 유발하는 질환이다. 천식은 어린이에게 많이 나타나지만, 성인이나 노인에서도 흔히 발생한다.

소아 천식 환자의 대부분과 성인 환자의 반 이상이 알레르기 물질에 대해 항체가 만들어져 있어, 원인 알레르기 항원에 노출되면 천식 증상이 더욱 심해진다. 꽃가루 등과 같이 특정 계절이나 상황에만 존재하는 항원이 천식의 원인인 경우에는 증상이 간헐적으로 나타나고, 집먼지 진드기나 곰팡이 등의 실내 항원이 천식의 원인이라면 지속적 노출에 의해 증상이 꾸준히 나타날 수 있다.

천식을 치료하지 않고 만성적인 기도의 알레르기 염증이 지속되면 기도가 변형되어 원인 항원과 상관없이 지속적으로 증상이 나타날 수 있으므로, 반드시 조기에 진단하고 지속적으로 염증을 조절해야 한다.

천식의 원인

- 천식이 발생하는 원인을 하나로 설명하기는 어렵다.
- 유전적인 요인과 환경적인 요인이 함께 작용하여 천식 발생을 유도한다.
- 가족 중에 천식, 비염 등 알레르기 질환이 있는 경우에

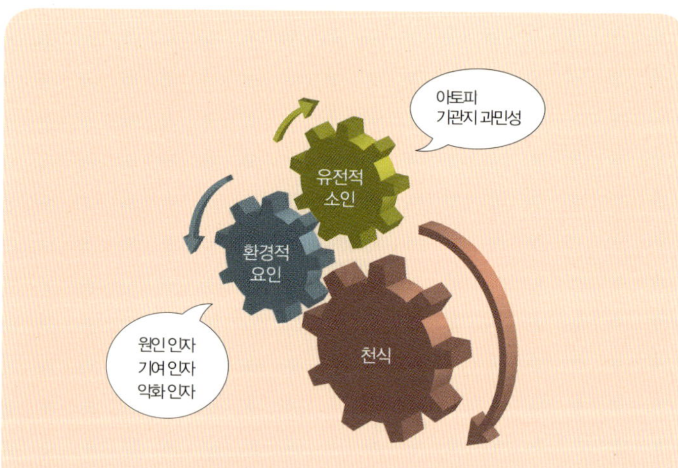

그림 9. 천식 발생에 관여하는 인자들

는 천식이 발생할 가능성이 높다.

- 천식을 유발하는 알레르기 물질(집먼지 진드기, 애완동물 털과 비듬, 바퀴벌레, 곰팡이 등)에 대한 노출이 증가되면서 기도에 알레르기 염증 반응이 발생한다.
- 담배연기나 대기오염 중의 화학물질들에 노출되는 것 역시 천식이 발생할 위험을 증가시킨다.

천식의 여러 가지 증상

천명 : 숨을 내쉴 때 '쌕쌕' 소리가 난다.
기침 : 발작적 혹은 만성적이고 반복적인 기침을 한다.
호흡곤란 : 숨이 차다. 특히, 운동할 때 숨이 많이 차다.
답답함 : 목, 또는 가슴이 답답하다.

천식의 가장 흔한 증상은 숨이 차고, 숨을 내쉴 때 쌕쌕거리고, 기침이 잘 낫지 않고 오래 가는 것이다.

공기는 우리가 숨을 쉴 때 코나 입을 통해 들어와 기도를 통해 폐의 구석구석으로 전달된다. 전달된 공기는 우리 몸에 산소를 공급하고 나면 다시 들어왔던 길을 되돌아 나간다. 하지만 천식 환자는 기도 주위 근육이 수축하고 염증으로 기도 안

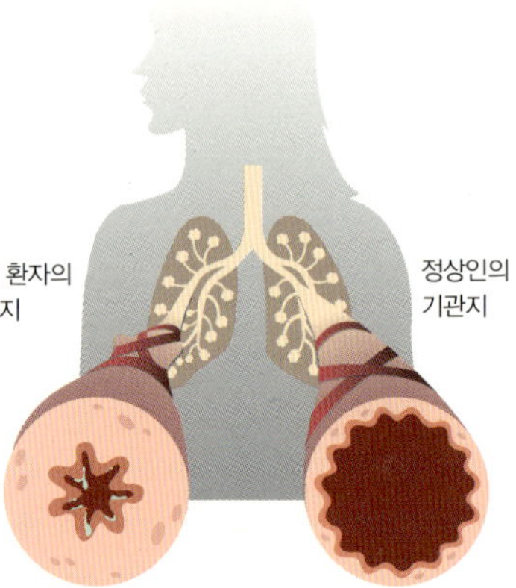

그림 10. 폐와 기관지. 천식 환자와 정상인의 기관지 차이

(출처 : 《성인천식》, 보건복지부, 질병관리본부, 서울특별시 천식·아토피정보센터 자료실, 2012년, p. 3)

쪽이 부어 있는 데다, 가래 같은 분비물로 많이 막혀 있기 때문에 숨 쉬기가 어렵다. 그래서 천식 환자가 숨을 쉴 때 공기가 좁아진 기도를 비집고 억지로 나가면서 피리를 부는 것처럼 '쌕쌕' 소리가 난다.

천식 증상은 낮보다는 밤에 심하게 나타난다. 그리고 감기에 걸리거나 먼지, 매연, 찬 공기 또는 꽃가루 등에 노출되면 갑자기 증상이 나빠진다. 때로는 특정 약물이나 음식을 섭취할 때 나빠지기도 한다.

그러나 실제로 천식 환자는 전형적인 증상이 아닌 비전형적인 증상을 호소하는 경우도 많은데, 호흡곤란이나 쌕쌕거림 없이 마른기침만 하는 경우, 가슴이 답답하거나 흉부 압박감만 호소하는 경우, 또는 목구멍에 가래가 걸려 있는 것 같은 증상만을 단독으로 호소하는 경우도 있다.

사람에 따라 천식의 증상은 가벼울 수도 있고 심할 수도 있는데, 심한 경우 천식으로 인해 사망할 수도 있다. 또한 천식증상이 나타나는 횟수도 차이가 있을 수 있다. 한달에 한두 번 정도 나타나기도 하고, 심한 경우에는 매일 증상이 나타날 수 있다.

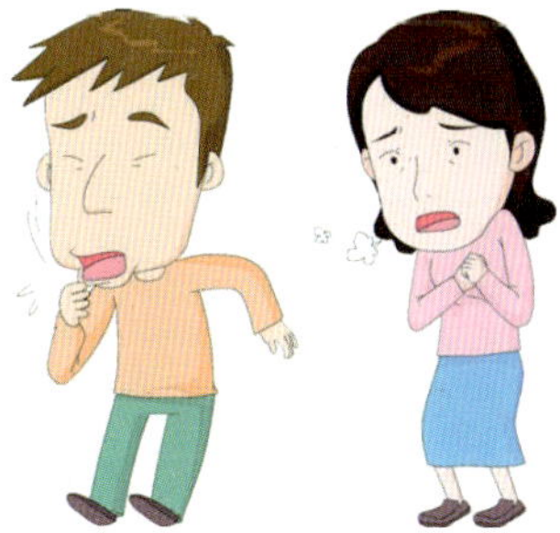

그림 11. 천식의 증상(그림제공 : 천식협회)

천식 환자는 일반적으로 감기에 걸린 뒤에 호흡곤란이 악화되거나, 달리기 같은 운동 뒤에 호흡곤란, 쌕쌕거리는 숨소리 증상들이 나타나는 경우가 많다. 특히 천식 환자는 감기가 잘 걸리기도 하고, 감기에 걸린 이후에도 천식이 악화되어 기침이나 호흡곤란 등의 증상이 오랫동안 지속되는 경우가 많다. 그래서 단지 감기라고 생각하다가 나중에서야 천식이라는 사실을 아는 경우도 많다. 실제로 많은 천식 환자들이 본인이 천식인 사실을 모르고 감기에 자주 걸린다거나 감기가 오래 간다고 생각하며 지내는 경우가 많다.

천식을 잘 진단하고 치료하면 오랫동안 지속되던 심한 기침과 호흡곤란이 금방 좋아지게 된다. 때로는 치료하지 않고도 증상이 저절로 좋아지는 경우도 있다.

하지만 증상이 사라졌다고 해서 천식이 사라졌다거나 완치된 것은 아니라는 사실을 꼭 기억해야 한다. 겉으로 증상이 나타나지 않는 동안에도 천식 염증은 조금씩 기관지를 병들게 하고 있다.

천식을 일으키는 항원을 파악하자

천식을 일으키는 원인 항원은 개인마다 다르기 때문에 천식 환자는 자신의 천식을 일으키는 항원이 무엇인지 알아야 하며, 원인 항원이 밝혀지면 원인 물질을 제거하거나 피하는 것이 원칙이다.

일단 천식이 생기면 기관지 과민성이란 특성을 보인다. 즉 정상인들에게는 아무렇지도 않은 가벼운 자극에도 쉽게 기도가 좁아진다.

원인 항원과 상관없이 일반적인 자극에 의해 천식 증상이 악화될 수 있다. 대표적인 악화 요인으로는 운동, 감기, 매연, 담배연기, 화학물질, 황사, 기후변화, 약물(아스피린이나 진통소염제 등), 식품첨가물, 육체적 또는 정신적 스트레스 등이다. 이와 같은 악화 인자를 잘 숙지하고 피하는 것이 천식을 조절하고 급성 악화를 예방하는 중요 요소이다.

천식을 조기에 잘 치료하면 좁아진 기도는 다시 원래대로 넓어진다. 하지만 천식을 치료하지 않고 오랫동안 방치하면 기도에 흉터가 생기고, 흉터에 의해 기도에 변형이 생기며, 이러한 경우 천식 치료를 해도 기도가 다시 넓어지지 않는다. 이는 심한 천식 환자뿐만 아니라 증상이 가벼운 천식 환자에서도 발생할 수 있다.

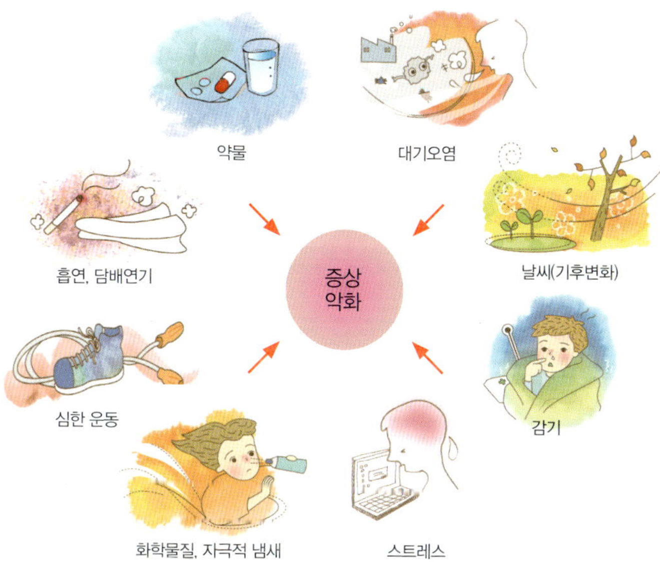
약물
대기오염
흡연, 담배연기
증상
악화
날씨(기후변화)
심한 운동
감기
화학물질, 자극적 냄새
스트레스

그림 12. 천식의 원인과 증상 악화 요인들(그림제공 : 천식협회)

따라서 초기부터 기도 수축과 염증을 조절함으로써 기도가 변형되지 않도록 주의해야 하며, 원인 물질과 악화 요인을 피하는 것과 동시에 꾸준히 염증 조절 약제를 사용해야 한다. 아직까지 천식을 완치할 수 있는 치료법은 발견되지 않았지만, 올바른 방법으로 치료하여 알레르기 염증을 성공적으로 억제하면 정상 기도를 유지할 수 있다.

천식이 발생하는 원인을 한 가지로 설명하기는 어렵지만, 유전적인 요인과 환경적인 요인이 함께 작용한다. 가족 중에 천식, 비염 등 알레르기 질환을 앓는 사람이 있다면 천식이 발생할 가능성이 높다. 알레르기성 체질인 사람이 천식을 유발하는 알레르기 물질에 많이 노출되면 기도에 알레르기 염증 반응이 나타나 천식이 발생한다. 담배연기나 대기오염 물질에 노출되는 것 역시 천식이 발생할 위험을 증가시킨다.

결론적으로 유전적 요인 못지않게 성장하면서 접하는 환경도 중요하므로, 알레르기 병력을 가진 부모들은 자녀에게 천식이 생기지 않도록 환경관리에 힘써야 한다.

알레르기 염증 조절 치료의 중요성

심한 천식 발작으로 즉각적인 응급 치료와 입원 치료가 절대적으로 필요한 경우가 있다. 이때 환자는 곧 죽을 것 같은 공포를 느끼며, 실제로 심한 천식 발작으로 사망하는 사례들도 있다.

하지만 천식 약물을 적절하게 사용하고 환경관리를 잘하면 정상적인 생활이 가능하다.

이와 같은 천식 증상은 한마디로 '만성적인 알레르기성 기도 염증'과 '기관지 과민성' 때문에 생긴다. 천식 환자에서는 공기 중에 존재하는 집먼지 진드기, 꽃가루, 곰팡이, 애완동물의 털과 비듬, 바퀴벌레 등의 흡입성 항원에 대한 기도의 알레르기 반응으로 인해 기도 근육을 수축시키고 기도 주변에 염증을 일

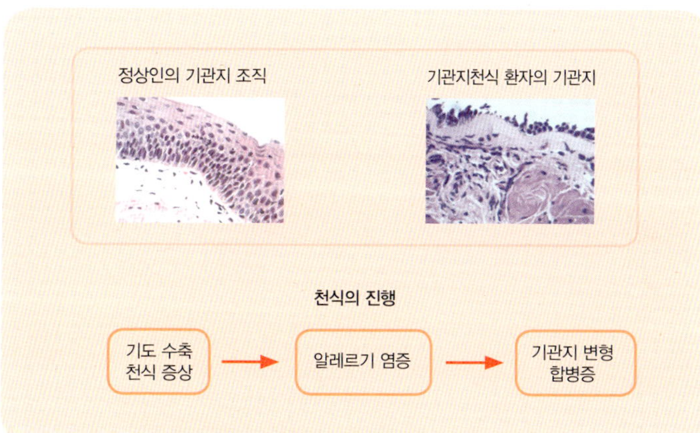

그림 13. 정상인과 천식 환자의 기관지 조직 소견.

천식 환자의 기관지 조직에서는 정상인의 조직에서와는 달리 알레르기 염증이 지속되면 기도상피가 손상되고 기저막과 근육이 두꺼워져 기관지가 좁아진다. 알레르기 염증이 지속되면 이와 같은 기관지 변형의 합병증을 가져온다.

으켜, 기도폐쇄에 의한 전형적인 천식 증상이 발생한다.

외부에서 원인 항원을 찾을 수 없는 비아토피성 천식도 일부 존재하지만, 이 경우에도 기관지에 알레르기 염증이 생기는 것은 동일하다. 따라서 어떤 형태의 천식이라도 알레르기 염증을 조절하는 치료가 필수이다.

우리나라에서 천식은 얼마나 중요한 병일까?

천식은 후진국보다 선진국에서 보다 많이 발생한다. 우리나라의 경우 경제 성장과 산업화가 이루어지면서 알레르기 질환이 급증하였고 이제는 천식 유병률이 선진국과 비슷하다. 특히, 노인에서의 천식 유병률이 상대적으로 높은 것으로 조사되어 향후 노인 천식으로 인한 사회적·경제적 부담이 급증할 것으로 예상된다.

천식 유병률의 증가와 사회적 부담

최근 서구식 주거형태, 식생활 및 대기오염 등의 생활환경 변화, 소아의 면역 체계 약화로 인하여 다른 알레르기 질환과 더불어 천식 유병률이 급격하게 증가하고 있다.

천식은 이미 전 세계적으로 큰 사회문제가 되고 있으며, 세

계보건기구(WHO)의 보고에 따르면 천식 환자가 세계적으로 3억 명 이상이며 천식으로 인해 연간 25만 명 이상 사망하는 것으로 추정된다.

국내는 2000년대 초반까지만 해도 유병률이 약 5% 정도로 보여서 천식 유병률이 높은 국가에 속하지 않았다. 그러나 최근 괄목할 만한 경제 성장과 산업화가 이루어지면서 천식을 포함한 알레르기 질환이 급증하고 있다. 2008년 국민건강영양조사에 따르면 19세 이상 성인에서 의사가 진단한 천식의 유병률은 1998년 인구 1,000명당 11.0명에서 2001년 12.9명, 2005년 23.3명, 2008년 76명으로 급증하였다. 이러한 수치는 선진국의 유병률 조사와도 일치하는 것으로 사회·경제 성장과 더불어 우리나라의 천식 유병률도 선진국 수준으로 증가한 것으로 확인되었다.

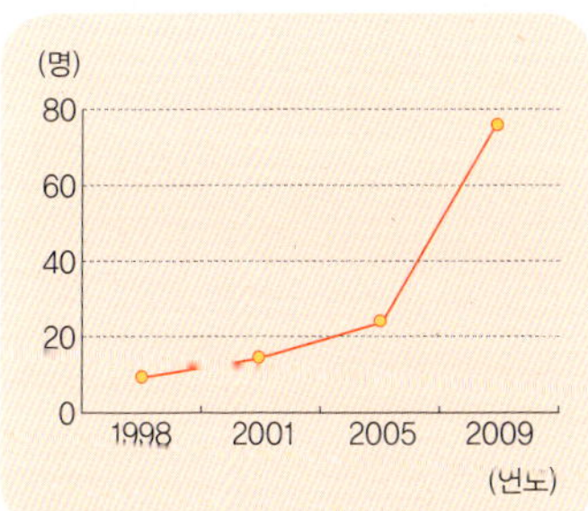

그림 14. 의사진단 천식 유병률(1,000명당)

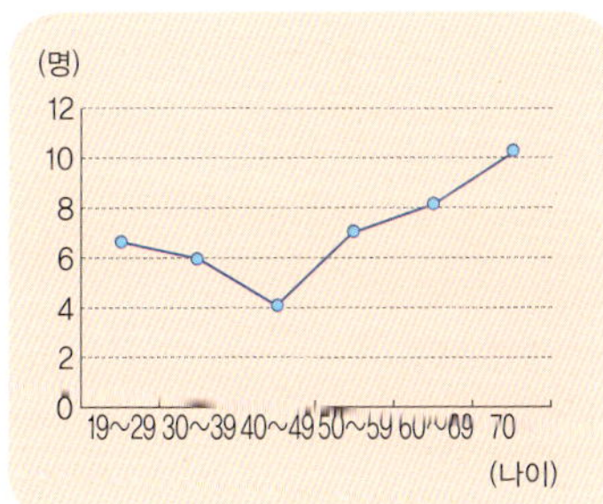

그림 15. 나이에 따른 천식 유병률(1,000명당)

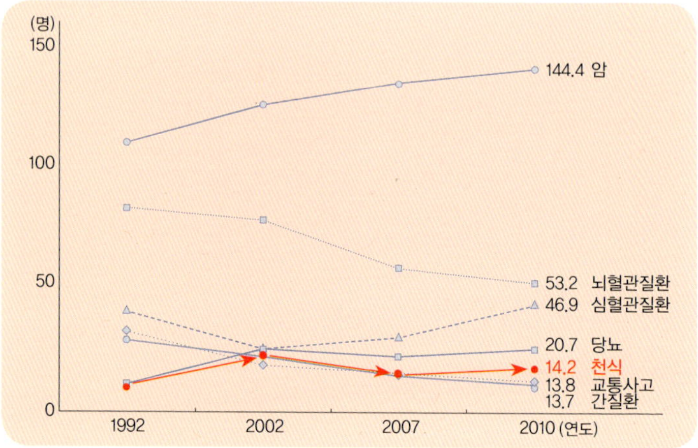

그림 16. 10만 명당 사망자 수

특히 천식 유병률을 나이에 따라 비교한 결과를 보면 노인의 유병률이 상대적으로 높은 것으로 나타났다. 이는 수명이 연장됨에 따라 국내 노인 인구의 비율이 선진국 수준으로 급증한 탓이다. 향후 노인 천식으로 인한 사회적·경제적 부담이 급증할 것으로 예상된다.

우리나라에서 천식은 유병률도 높지만 중요한 사망원인 중 하나이다. 천식은 국내 사망 원인 중 암, 뇌혈관질환, 심장질환, 당뇨에 이어 다섯 번째로 흔한 사망 원인이므로 이에 대한 지속적인 관심과 국가 차원에서의 정책이 필요하다.

이제 천식은 국내에서도 흔한 질환이며, 동시에 그에 따른 사회적인 비용도 상당히 크다. 천식은 잦은 재발과 증상 악화로 인한 결석·결근 및 의료비 부담 증가, 사회 활동 제약에 따른 삶의 질 저하 등 막대한 사회적·경제적 부담이 뒤따른다.

한국 천식 알레르기 협회와 서울대학교 보건대학원의 '천식의 사회적 비용에 대한 공동연구'에 따르면 국민건강보험공단 공식 통계를 기초로 하여 천식으로 인한 직접비용, 간접비용에 무형비용까지 고려하여 산출하였을 때 총 사회적 비용이 4조 1,148억 원이었으며, 이는 악성 종양(5.5조 원), 심/뇌혈관질환(4조 원) 등 타 중증 질환의 사회적 비용과 비슷하였다. 실제로 천식의 사회적 비용이 2004년 국내총생산(784조 원)의 0.52%에 달하는 수치일 뿐만 아니라 2003년 보건복지부 전체 예산의 48.4%, 그리고 2003년 의료보장 예산의 85.7%에 해당하여, 엄청나게 많은 사회적 비용이 천식으로 인해 소진되고 있음을 알 수 있다.

이 중에서 실제 천식의 치료 비용에 해당하는 직접비용은 9,620억 원이었고, 간접비용, 즉 천식으로 인한 조기사망이나 결석 및 조퇴 등과 연관된 생산성 손실비용 등은 직접비용의 두 배에 달하는 1조 864억 원에 이르러 천식의 치료 비용보다 오히려 사회적 부담이 훨씬 더 큰 것으로 조사되었다.

이러한 결과들을 볼 때 천식을 적극적으로 관리하는 것은 개인을 넘어 국가보건에 매우 중요함을 알 수 있다.

표 1. 천식의 사회적 비용(2004년)

<table>
<tr><th>구분</th><th>기여 위험도 (%)</th><th>비용</th><th>세부항목</th></tr>
<tr><td rowspan="8">9,620억
직접비용</td><td rowspan="5">공식 부분
의료 직접비용</td><td rowspan="5">3,334억</td><td>양방 의료기관 입원 진료비</td></tr>
<tr><td>양방 의료기관 외래 진료비</td></tr>
<tr><td>응급실 이용 비용</td></tr>
<tr><td>약국 비용(약제비, 약사조제료 등)</td></tr>
<tr><td>한방 진료비용</td></tr>
<tr><td rowspan="2">비공식 부분
의료 직접비용</td><td rowspan="2">6,229억</td><td>비처방 약품 구입 비용</td></tr>
<tr><td>대체요법 비용
(민간요법, 건강식품, 치료기구 등)</td></tr>
<tr><td>비의료 직접비용</td><td>57억</td><td>간병비, 교통비</td></tr>
<tr><td rowspan="3">간접비용
(생산성
손실비용)</td><td rowspan="3">환자의
시간 비용</td><td rowspan="3">1조 864억</td><td>의료기관 방문(외래, 입원)</td></tr>
<tr><td>결근, 조퇴, 협동력 저하, 직업 상실</td></tr>
<tr><td>조기 사망</td></tr>
<tr><td>무형의 비용</td><td></td><td>2조 664억</td><td>삶의 질 저하</td></tr>
</table>

천식에 대한 올바른 인식의 중요성

놀라운 사실은 전체 직접비용 9,620억 원 중 효과가 검증된 정통적인 의료를 이용하는 데 사용된 비용은 3,334억 원, 이 외에 효능이 검증되지 않은 민간요법, 건강보조식품 등 비정통적 의료비용이 6,229억 원(64.7%)으로 비정통적 의료비용이 정통적 의료비용의 두 배를 차지해 천식 환자들이 잘못된 치료법을 찾아 돈과 시간을 낭비하고 있는 것으로 확인되었다. 이는 최근 시행된 아시아 국가 간 천식 현황 조사에서도 확인되었다.

한국은 여러 부문에서 이미 선진국에 진입하였음에도, 천식의 가장 중요한 치료법이라 할 수 있는 흡입용 스테로이드제의 사용이 다른 아시아 국가들에 비해 현저히 낮은 것으로 조사되어, 천식에 대한 올바른 인식과 치료를 보급하고 정착시키는 것이 시급하다.

국내 통계청 자료에 따르면 천식으로 인한 사망률이 2000년대 초반까지 계속 증가하다가 흡입용 스테로이드제의 보급이 증가한 시점부터 사망률이 급격히 감소하고 있어, 천식에 대한 올바른 치료가 중요한 것임을 확인할 수 있다.

이렇게 높은 유병률과 막대한 사회적 비용을 소모하고 있는데도 천식은 무덤까지 가져가는 고질병으로만 인식되어 왔을 뿐, 치료와 관리에 대해서는 심각하게 생각해 오지 않았다. 따라서 천식에 대한 국민들의 인식 전환과 함께 질환에 대한 정확한 역학조사, 환자 관리와 예방 사업들에 대한 국가적 지원이 절실하다.

사회적 혹은 개인적 입장에서 보면 천식 조절에 드는 비용은 고가로 보이지만 천식을 제대로 치료하지 않았을 때 더 큰

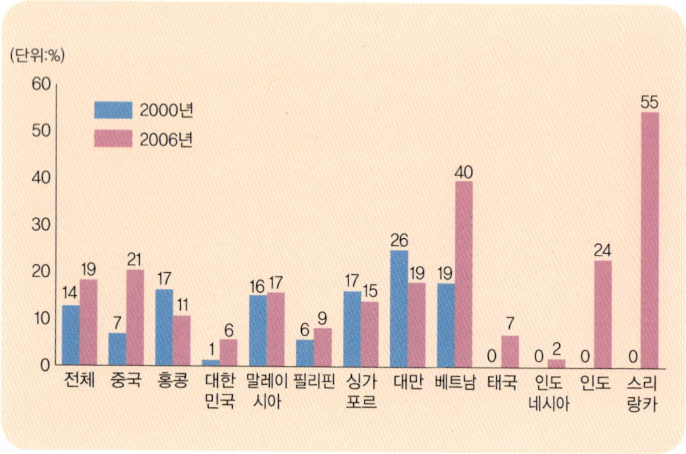

그림 17. 아시아 국가간 흡입용 스테로이드제의 사용 비율
AIRIAP(아시아-태평양 지역 천식 실태조사 기구)

부담을 초래한다. 천식 비용은 개개인 환자의 천식 조절 수준과 악화를 피하는 정도에 따라 다르지만, 천식 악화에 따른 응급치료는 계획된 치료보다 비용이 많이 들 뿐만 아니라 천식에 의한 비용 중 비의료비가 상당하기 때문에, 평소 지침서에 따른 천식 치료로 증상을 조절하는 것이 비용 면에서 효과적이다.

천식의 검사 과정을 알아보자

숨이 차고, 쌕쌕거리고, 기침이 오래가는 것. 이러한 증상들이 천식의 가장 흔한 증상이다. 천식이 의심되는 경우 천식을 진단하기 위한 검사 과정을 알아보자.

천식은 어떻게 진단하나요?

앞에서 설명한 천식 증상으로 고생하였다면, 정확하게 진단을 받고 치료를 시작해야 한다.

천식은 증상이 생겼다 없어졌다를 반복한다. 많은 경우 증상이 없어지면 스스로 병이 다 나았다고 여겨 '이젠 괜찮겠지'라는 생각으로 병을 키우는 경우가 많다. 천식 진단에 가장 큰 걸림돌은 바로 증상이 '가끔 있으니까 괜찮겠지'라고 생각하는 것이다. 진단이 늦어질수록 증상은 서서히 빈도가 증가한다.

반면, 조기 진단으로 치료를 일찍 시작하면, 에베레스트 산도 오를 수 있을 정도로 정상적인 폐기능을 유지할 수도 있다.

천식은 현재의 증상뿐만 아니라 가족력(가족 중 천식을 앓는 사람이 있는지)과, 천식 외 알레르기 질환 유무 등을 고려해서 진단한다. 이를 병력 청취라고 하는데, 진찰과 병력 청취만으로 정확한 진단을 내리기가 쉽지 않다. 따라서 천식 진단에는 전문 지식과 검사 장비가 필요하다.

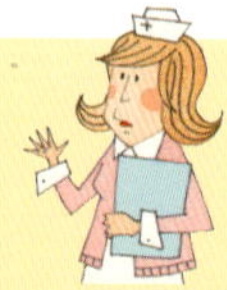

천식을 처음 진단할 때에는
다음과 같은 목적으로 검사를 시행한다.

천식이 맞는지 진단할 때 – 천식 유발시험, 폐기능 검사, 방사선 검사 등

현재 천식이 얼마나 심한 정도인지 진단할 때 – 폐기능 검사, 객담 검사 등

천식의 원인이 무엇인지 진단할 때 – 알레르기 피부 시험, 알레르기 혈액검사 등

천식의 동반 질환이 무엇인지 진단할 때 – 혈액검사, 코 내시경 검사 등

폐기능 검사

폐기능 검사는 최대한 숨을 들이마신 상태에서 마우스피스를 반 정도 입에 물고 최대한 빠르게 호흡을 내뱉어 폐기능을 확인하는 검사이다.

폐기능 검사는 천식을 진단하고 천식의 정도를 평가할 수 있는 검사법으로, 폐기능 저하 시에는 기관지 확장제를 사용하여 폐기능의 변화 여부를 확인함으로써 천식을 진단할 수도 있다.

폐기능이 정상인 경우에는 기관지 유발시험을 시행하여 천식을 진단한다. 이는 기관지천식의 특징인 기도의 과민성을 증명하는 검사이다.

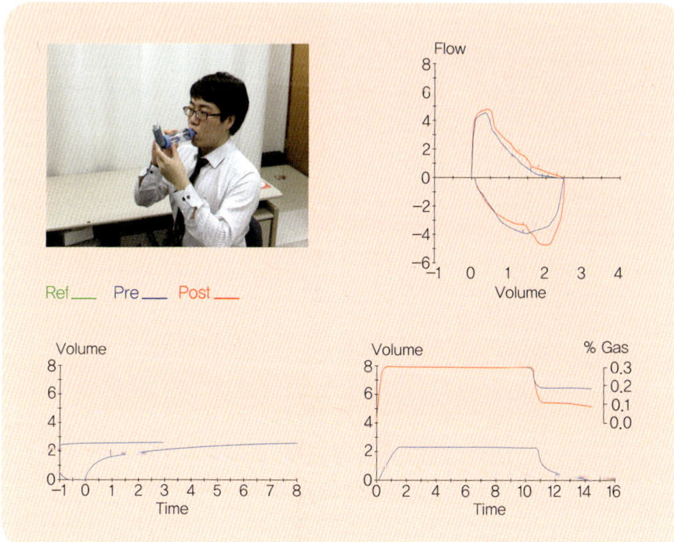

그림 18. 폐기능 검사

알레르기 피부 시험

알레르기 피부 시험은 아토피 유무의 진단과 천식 및 알레르기 비염 등의 알레르기 질환의 원인 항원을 규명하기 위하여 시행한다. 검사는 복용 중인 약물에 영향을 받을 수 있기 때문에 검사 전에 현재 복용 중인 약물을 담당 의사에게 미리 알려주어야 한다. 검사에 영향을 주는 대표적인 약물은 항히스타민제이고, 검사 전에 충분한 기간(2일 이상) 중단해야 한다.

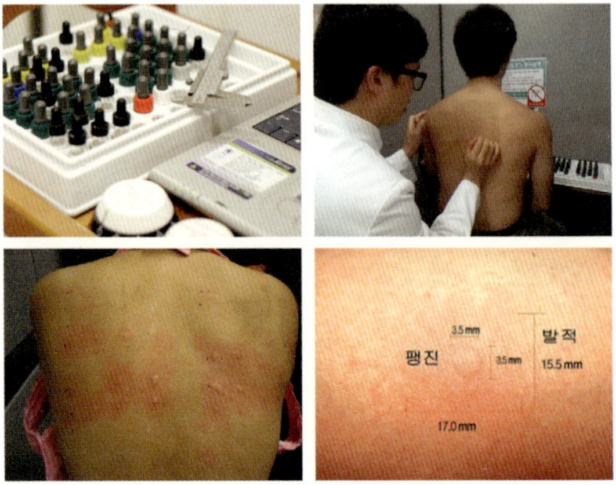

그림 19. 알레르기 피부 시험

검사는 등이나 팔에 검사 시약을 한 방울씩 떨어뜨린 뒤 바늘로 피부를 얕게 찔러 반응을 본다. 15~20분 뒤에 바늘을 찌른 자리에 피부가 붉어지거나 부풀어 오르는지를 관찰한다.

코 내시경 검사

코 내시경 검사는 알레르기 비염, 부비동염의 염증 정도와, 비용종, 비중격 휘어짐 등의 비강 내의 해부학적 이상을 평가하려고 시행한다.

코 안으로 내시경 기계가 들어가 성대 부위까지 관찰하며,

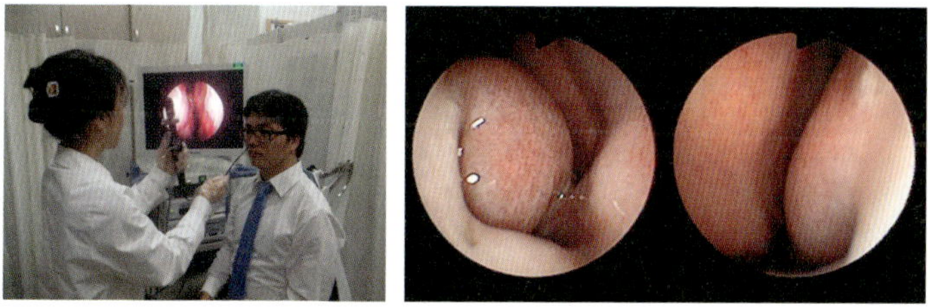

그림 20. 코 내시경 검사

환자의 불편을 최소화하기 위하여 코 안에 국소마취제를 미리 뿌린 뒤 검사한다.

유도객담 검사

가래 안에 호산구라는 면역세포가 얼마나 있는지를 관찰하는 검사로, 호산구가 있는 경우 기관지의 알레르기 염증이 있음을 시사한다. 가래를 잘 받아내기 위해 생리식염수를 들이마신 뒤 가래를 뱉어낸다.

전반적인 검사를 마치면 종합적인 평가를 내려, 현재 천식 상태에 알맞은 치료를 시작한다. 이후에도 꾸준히 천식 상태를 평가하는 검사가 필요한데, 특히 중요한 것은 폐기능 검사이다.

공기가 기관지를 통해 들어가고 나오는 과정을 숫자와 그림으로 기록하여 현재 기관지 상태를 쉽게 알려 주는 검사로 예전 상태와 쉽게 비교도 할 수 있다.

검사에 소요되는 시간과 비용도 상대적으로 적기 때문에, 천식의 상태 변화를 파악하는 데 가장 유용하다.

5세 미만의 어린이거나, 폐기능 검사를 받기 어려운 경우에는 진찰 소견과 병력 청취만으로 진단을 내리기도 한다. 또한 천식 치료 약물을 4~6주 정도 사용한 뒤 호전 여부를 평가하여 진단하기도 한다.

천식은 어떻게 치료할까?

천식을 잘 치료하면 만성 기침, 호흡곤란, 가슴 답답함과 같은 증상에서 해방되어 정상적인 생활을 할 수 있다. 천식을 치료하는 방법은 여러 가지가 있지만 그중에서도 약물요법이 가장 중요하다. 반드시 전문의의 처방에 따라야 하는 것은 물

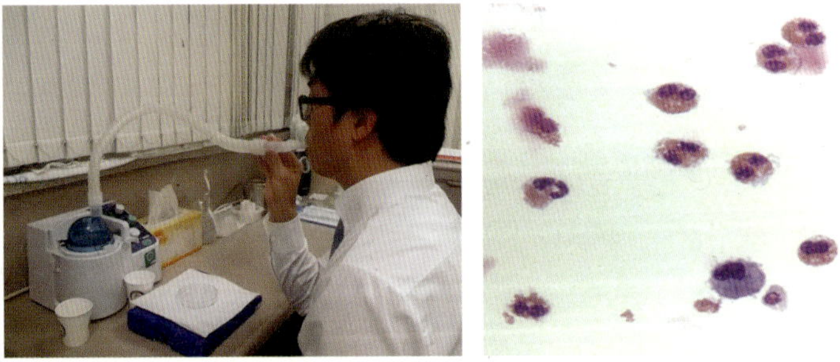

그림 21. 유도객담 검사

론이며, 환자들도 천식에 대한 이해를 충분히 하고 있어야 한다. 천식을 치료하는 방법과 약물치료에 대하여 알아보자.

천식 치료의 핵심 '약물치료' 이해하기

천식의 치료에는 환경관리 및 회피 요법, 면역요법, 약물요법이 있는데, 이 중 약물요법이 가장 중요하다. 환경관리와 면역요법에 대해서는 뒤에 따로 설명하겠다. 약물치료는 의사의 진찰과 처방에 따라 이루어지지만, 특히 천식은 약물요법에 대한 환자들의 이해가 아주 중요한 질환이다. 천식의 치료약물은 크게 증상 완화제와 염증 조절제로 나눌 수 있다.

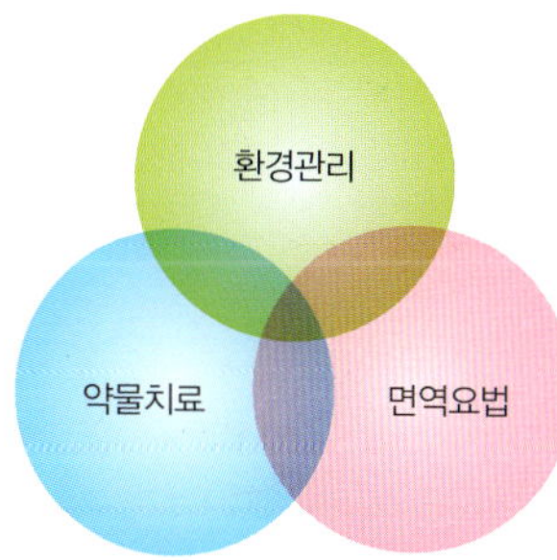

그림 22. 천식 치료의 종류

증상 완화제

천식은 기도에 만성적인 알레르기 염증이 있으면서 그로 인해 기도가 좁아지는 것이 특징이다. 기도가 좁아지면 기침, 호흡곤란, 쌕쌕거림과 같은 증상이 나타난다. 때로는 이러한 증상이 심하게 나타나 심한 고통을 겪거나, 죽을 것 같은 공포감을 느끼는 환자들도 있다. 이러한 천식 증상이 나타났을 때 증상을 신속히 호전시킬 목적으로 사용하는 약이 증상 완화제이다.

Hospital Memo

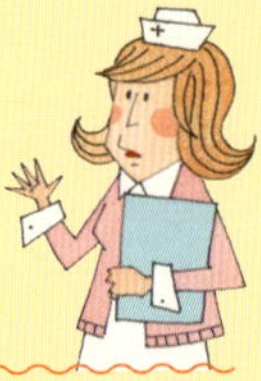

천식 악화 시 기본적인 행동 요령

호흡곤란, 천명음, 기침 등의 증상이 악화되는 경우에는 증상 완화제를 2회 연속 흡입한다.

- 20분간 지켜보면서 증상이 만족할 만큼 호전되지 않으면 추가로 2회 연속 흡입한다.
- 이러한 방법으로 한 시간 동안 20분 간격으로 '2회 연속 흡입'을 총 3회 할 수 있다.
- 1시간이 지나도 증상이 호전되지 않는다면 병원을 방문한다.
- 증상의 정도가 심하거나 증상 완화제를 사용해도 증상이 심해진다면 증상 완화제를 사용하면서 즉시 가까운 병원이나 응급실에 가야 한다.

증상 완화제는 좁아진 기관지를 확장시켜 주기 때문에 '기관지 확장제'라고도 한다. 효과가 신속하게 나타나는 속효성 약물로 주로 베타2항진제가 사용되며, 효과를 빨리 얻기 위해서 기도에 직접 투여하는 흡입제를 사용한다. 베타2항진제는 기도 주변 근육의 긴장을 풀어 주어 기관지 확장 효과를 나타낸다. 이러한 속효성 베타2항진제는 간헐적인 천식 증상이나 급성 발작 등 필요시에 사용하고, 또한 운동이나 신체 활동 등으로 천식 증상이 나타날 것이 예상될 때 미리 사용하여 천식 증상이 나타나는 것을 예방한다.

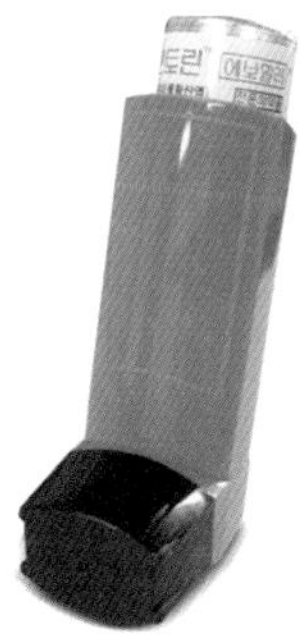

그림 23. 기관지 확장제

언제, 어디서 천식 증상이 나타날지 알 수 없기 때문에 증상 완화제는 필요할 때 즉시 사용할 수 있도록 항상 휴대해야 한다. 증상 완화제는 흡입제로서 표적장기인 기도에 직접 작용하기 때문에 적은 용량으로도 신속하고 강한 효과가 있으며 부작용이 적다. 부작용으로는 가슴 두근거림이나 손 떨림 등이 나타날 수 있다.

속효성 베타2항진제는 효과가 우수하고 부작용도 적은 약이지만, 속효성 베타2항진제를 단독으로 장기간 사용하면 약의 효과가 감소한다. 또한 기도의 알레르기 염증은 계속 남아 있기 때문에 장기적으로 천식의 증상이 더 심해지고 치료가 어려워진다. **따라서 증상이 빨리 가라앉는다고 증상이 나타날 때만 증상 완화제를 흡입하면 장기적으로 천식 증상이 심해지며 영구적인 폐기능 손상이 일어나 결국 정상으로 회복되기 힘들어진다.** 따라서 완화약물은 꼭 필요할 때 사용하고, 반드시 증상 완화제의 사용빈도를 의사에게 이야기하여 천식의 조절상태를 의사가 평가하도록 한다. 그리하여 천식의 약물요법이 정확히 이루어지도록 해야 한다.

하루 4회 이상 증상 완화제를 사용할 정도로 증상이 빈번하거나, 낮 시간에 증상 완화제 필요한 날이 일주일에 3일 이상이거나, 또는 밤 시간에 증상 완화제가 필요한 날이 한 달에 3일 이상이면 반드시 담당의사에게 이야기하고 약물을 조절하거나, 염증 조절제의 사용 등을 고려해야 한다.

증상이 악화될 때에는 의사에게 교육받은 행동요령에 따라 약을 사용하고 가까운 병원이나 응급실을 방문해야 한다. 이러한 증상이 악화될 때 기본적인 행동요령은 다음과 같다.

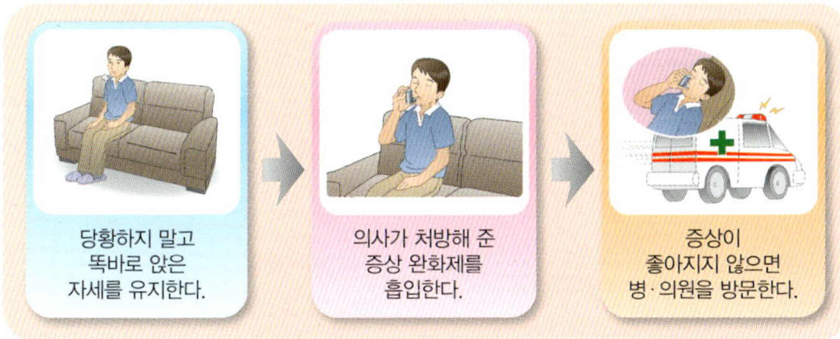
당황하지 말고
똑바로 앉은
자세를 유지한다.
의사가 처방해 준
증상 완화제를
흡입한다.
증상이
좋아지지 않으면
병·의원을 방문한다.

그림 24. 천식 악화 시 응급 대처법

(출처 : 《천식발작 응급 대처법 매뉴얼》, 보건복지부, 질병관리본부, 서울특별시 천식·아토피정보센터, 2012년)

염증 조절제

천식 환자는 기도가 좁아져 있지 않아 호흡곤란이 없는 상태라 하더라도 기도 내부 염증은 지속되어 가래나 기침을 일으킬 수 있고, 이는 장기적으로 폐기능을 저하시키고 약물 치료에도 반응이 떨어지는 원인이 된다.

따라서 천식은 증상이 없을 때에도 꾸준히 염증 조절제를 사용하여야 한다. 기도의 염증을 조절함으로써 폐기능이 향상되고, 천식 증상을 예방하고, 증상 완화제의 사용 횟수를 줄일 수 있다.

가장 효과적인 염증 조절제는 흡입용 스테로이드이다. 흡입용 스테로이드는 기도로 바로 들어가 염증을 치료하기 때문에 장기간 사용해도 경구 스테로이드(알약)에 비해 부작용이 매우 적다.

천식은 만성적인 질환으로 약제 부작용을 최소화하기 위해 흡입용 약제를 잘 사용하는 것이 가장 효과적인 치료법이다. 천식의 약물치료는 흡입용 스테로이드를 기본으로 환자의 천식 정도와 천식 증상의 조절 정도를 고려하여 이루어진다.

흡입용 복합제는 흡입용 스테로이드에 기관지 확장제인 베타2항진제를 혼합한 흡입제이다. 이러한 복합제는 한 번 사용하여 흡입용 스테로이드의 염증 조절 효과와 베타2항진제의 기관지 확장 효과를 같이 얻을 수 있어 환자들이 간편하게 천식을 조절할 수 있다.

류코트리엔 조절제는 알레르기 및 다른 염증 반응에서 발생하는 류코트리엔의 작용을 억제하는 약물로 기관지 수축을 예방하고 천식 증상을 감소시킨다.

경구 스테로이드는 보통 심한 천식 발작 시 치료를 돕기 위해 단기간 사용하는데 반드시 전문의와 상의하여 사용해야 한다.

항IgE요법은 비교적 최근 사용하기 시작한 약물요법으로 주로 기존 치료로는 증상을 만족스럽게 조절할 수 없는 환자들에게 시도한다. 주로 알레르기가 뚜렷하고 알레르기 염증을 매개하는 IgE의 혈중 수치를 고려하여 의사가 판단하며, 12세 이상 환자들에게 주로 사용한다. 항IgE요법을 통해 천식 증상의 급성 악화를 줄일 수 있다.

흡입기 사용의 중요성

천식 치료 약제는 흡입, 경구, 주사(피하, 근육, 정맥) 등 여러 종류가 있으나, 흡입 약제가 가장 기본적이고 중요하다. 천식 치료 흡입제는 분말 흡입기, 정량식 분무 흡입기, 연무 흡입기로 나뉜다.

흡입 약제의 주요 장점은 약제를 질병이 있는 기관지 점막에 직접 부여함으로써, 전신에 나타나는 부작용을 줄이고 병소에서의 약물 농도는 높게 유지할 수 있어 효능을 극대화할 수 있다는 것이다.

스테로이드는 모든 염증 질환 치료에 광범위하게 사용되는 항염증제로 많은 연구 결과에 따르면 현재까지 가장 중요하고 유용한 천식 치료 약제이며 기도의 염증, 기도 과민성, 기도 폐색을 함께 호전시킬 수 있는 유일한 약제이다.

천식에서는 주로 흡입용 제제를 사용하며 천식 환자에게 흡입용 스테로이드를 지속적으로 투여하면 기도에서 일어나는 알레르기 염증 반응이 감소할 뿐만 아니라 예방 효과도 있어 천식 증상 조절을 넘어 여러 가지의 임상 효과를 기대할 수 있다.

꼭 알아야 할 점은 흡입용 스테로이드를 임의로 중단하면

서서히 기도의 알레르기 염증 반응이 다시 생기고 천식 증상이 연이어 나타나고 급성 악화가 유발되므로, 천식 환자는 흡입용 스테로이드를 반드시 꾸준히 사용해야 한다. 또한 약제의 감량은 담당 주치의와 긴밀히 상의한 뒤 조심스럽게 시도해야 한다. 흡입제 중 일부는 흡입용 복합제 형태로 되어 있는데, 이는 스테로이드에 지속성 베타2항진제가 추가되어 있다.

흡입용 복합제에 포함된 지속성 베타2항진제는 기관지 확장 효과뿐만 아니라, 스테로이드와 함께 각자의 약제 효능을 동반 상승시켜 주는 역할을 하므로 중등증 이상의 천식 환자들이 흔히 사용한다.

흡입용 스테로이드는 스테로이드 경구제나 주사제에 비해 부작용이 매우 적은 편이고, 임신부에게도 비교적 안전한 약물이다. 흡입용 스테로이드를 사용할 때 가장 흔히 발생하는 국소 부작용으로는 구강 칸디다증, 후두 이물감, 쉰 목소리, 기침 등이 있다. 흡입 보조 기구(스페이서)를 사용하면 이를 어느 정도 감소시킬 수 있으며, 목이 쉬는 경우는 흡입을 중단하면 곧 회복된다.

전신으로 흡수되어 발생하는 부작용으로는 시상 하부-뇌하수체-부신계에 대한 억제 효과와 특히 소아에서 우려되는 성장장애 가능성, 정서장애, 그리고 골다공증 등이 있지만, 전신으로 흡수되는 용량이 워낙 적기 때문에 그 정도는 미미한 수준이다.

부작용을 줄이기 위해 천식 증상이 조절된 뒤에는 유지에 필요한 최소량만 사용하며, 흡입한 뒤에는 입안을 잘 씻어야 한다.

흡입기 사용 방법

천식 치료 흡입제는 크게 분말 흡입기·정량식 분무 흡입기·연무 흡입기로 나뉘며, 분말 흡입기에는 원반형의 디스커스와 길쭉한 원통 모양의 터부할러가 있다.

이 외에도 정량식 분무 흡입기의 흡입을 원활히 하기 위해 흔히 보조 기구인 스페이서를 사용한다. 연무 흡입기는 흡입기를 잘 사용할 수 없는 소아나 노인이 쓰는 흡입기로, 액상 제세의 약제를 기계에 주입하여 기화시킨 뒤 연기 상태로 흡입한다.

하부 기도로의 약제 전달 능력은 흡입제의 종류와 흡입하

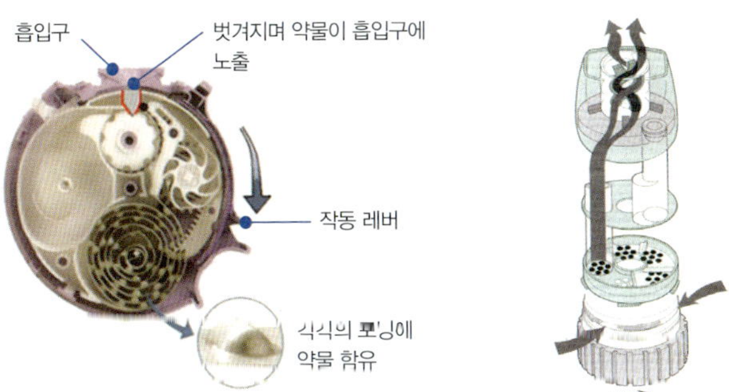

그림 25. 디스커스 흡입기의 내부 구조(왼쪽)와 터부할러 흡입기의 외부 구조(오른쪽)

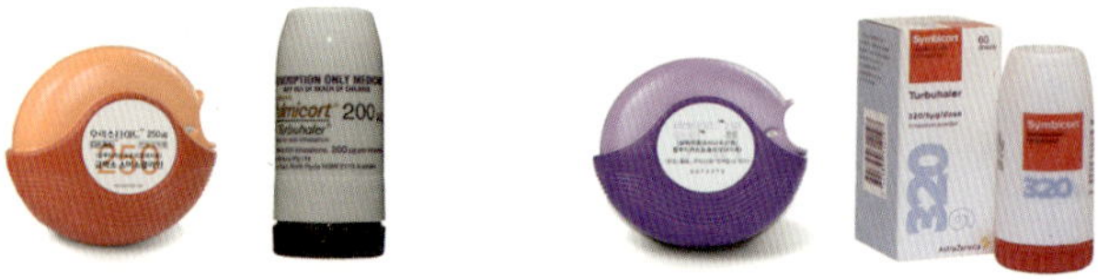

그림 26. 흡입용 스테로이드(왼쪽)와 흡입용 복합제(오른쪽)

는 방법, 보조 기구 사용 유무에 따라 서로 다른데, 이는 흡입기 종류나 약제의 제형, 입자 크기, 분무 속도, 사용 편리성 등에 따른 차이다.

환자마다 편리하다고 생각하는 흡입제가 다르므로 자신에게 맞는 흡입기를 잘 골라 사용해야 약제 전달 효과를 최대화할 수 있으며 더 효과적으로 천식을 조절할 수 있다. 각 흡입기들에 대한 세부 설명은 다음과 같다.

정량식 분무 흡입제

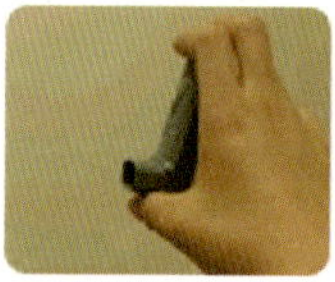

잡고 흔들기
흡입구가 아래로 향하게 잡고 3~4회 흔든다.

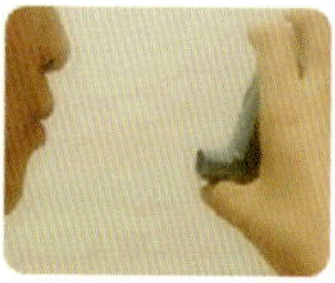

숨 내쉬기
숨을 끝까지 내쉰다.

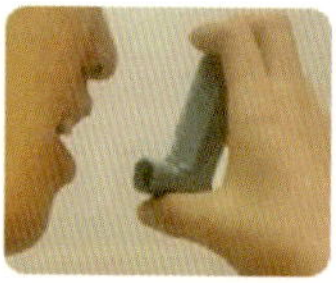

누르면서 천천히 흡입
흡입구를 입에 가까이 대고 누르면서 천천히 끝까지 흡입한다.

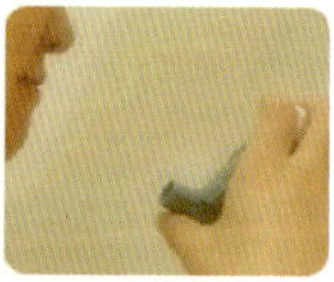

숨 참기
10초간 숨을 참는다. 한 번 더 흡입해야 할 때는 3~4분 정도의 간격을 두고 처음부터 다시 시작한다.

디스커스

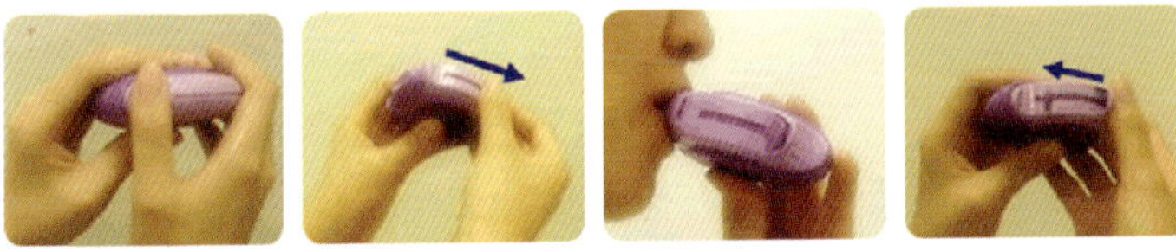

흡입할 약제 준비
뚜껑을 열고 레버를 '딱'소리가 날 때까지 돌리고

숨 내쉬기
흡입기를 입에 물지 말고 숨을 끝까지 내쉰다.

세게 들이마시기
흡입구를 물고 끝까지 세게 흡입한다(이때 흡입구 구멍을 막으면 안 된다).

숨 참기
약제를 들이마신 상태로 입을 닫고 약 10초간 숨을 참는다. 레버를 다시 돌려 흡입기를 닫는다.

터부할러

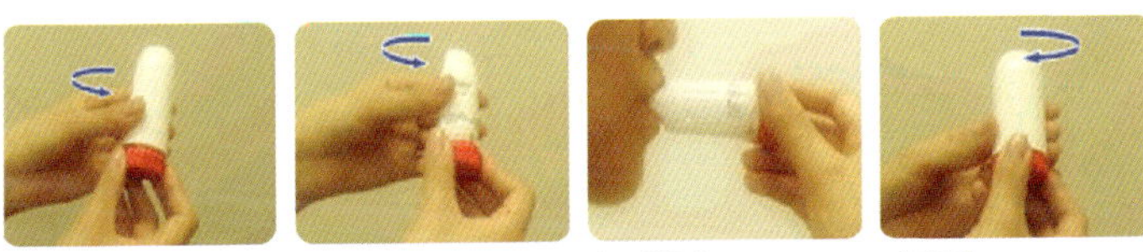

흡입할 약제 준비
흡입기 뚜껑을 돌려서 열고, 왼손은 터부할러의 몸체를 잡고, 오른손은 색깔이 있는 바닥 부분을 잡아 오른쪽으로 돌렸다가 다시 왼쪽으로 '딱'소리가 날 때까지 돌린다.

숨 내쉬기
흡입기를 입에 물지 말고 숨을 끝까지 내쉰다.

세게 들이마시기
터부할러의 흡입구를 입에 물고 빠르고 세게 끝까지 들이마신다.

숨참기
약제를 들이마신 상태로 입을 닫고 약 10초간 숨을 참는다. 흡입기 뚜껑을 돌려 닫는다.

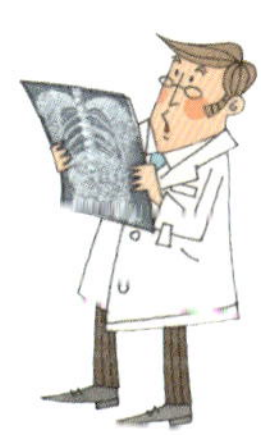

표 2. 각종 흡입 기구들의 비교

기구	대상 환자	사용 방법	참고 사항
정량식 흡입기	5세 이상	• 흡입기의 입구 부분을 입에 물고 새어나가지 않게 하면서 숨을 천천히 깊게 들이마시면서(30L/min 또는 3~5초) 분무하고 10초간 숨을 참는다. • 흡입기를 입으로부터 5cm 정도 떨어진 곳에서 입을 벌린 상태로 분무하고 들이마시는 방법이 있으나 효과에 대해서는 일정치 않다.	• 천천히 흡입하는 것이 어려울 수 있다. • 어린이와 노인은 분무와 흡입을 적절하게 하지 못할 수 있다. • 분무할 때 흡입을 멈추는 환자도 있다. • 분무량의 80%는 구인두 부위에 남으므로 부작용을 줄이기 위해 구강 세척을 해야 한다.
분말 흡입기 디스커스 터부할러	5세 이상	• 빠르고(60L/min 또는 1~2초) 깊은 흡입	• 흡입과 분무를 적절히 시행하지 못하는 환자에게 사용한다. 특히 노인에게 좋다. • 전달되는 용량은 기구와 사용 기술에 따라 달라진다. • 전달 효능은 정량식 흡입기와 비슷하거나 이보다 더 클 수 있다. • 구인두의 국소 부작용 및 전신적인 흡수로 인한 부작용을 줄이기 위해 구강 세척을 해야 한다.
보조 기구	5세 이상	• 천천히(30L/min 또는 3~5초) 흡입 또는 분무 후 평상 호흡으로 흡입	• 정량식 흡입기 단독보다는 사용이 간편하다. • 안면 마스크 착용 시 어린아이도 사용할 수 있다. • 더 큰 용량의 스페이서(600cc 이상)를 사용할 때, 정량식 흡입기를 잘 사용하지 못하는 환자에게 더 효과적이다. • 보조 기구는 약제 시 구강 내 흡수를 감소시켜 전신적인 작용을 감소시킨다. 따라서 중등도에서 고용량의 흡입용 스테로이드 약제를 사용하는 환자에게 추천한다.

표 2. 계속

기구	대상 환자	사용 방법	참고 사항
연무기	보조기구가 딸린 정량식 흡입기나 안면 마스크가 있는 흡입기를 사용할 수 없는 모든 연령의 환자	• 천천히 평상시 호흡을 하다 간간이 심호흡을 한다. • 마우스피스를 사용할 수 없는 환자는 얼굴에 꼭 맞는 마스크를 통하여 연무한다.	• 흡입 시 환자의 사용 기술이 비교적 덜 필요하다. • 중등증 및 중증 악화가 있는 환자에서 고용량의 베타2항진제 혹은 항콜린제 사용 시 효과가 좋은 약제 전달 방법이다. • 가격이 비싸고 시간이 걸리며 배출량이 기계에 따라 다르다.

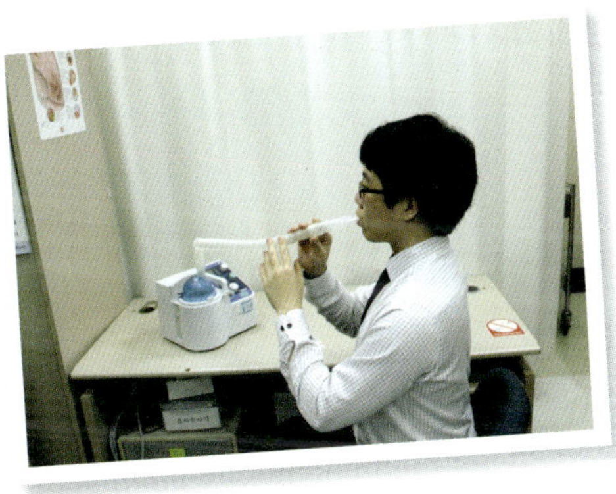

그림 27. 흡입 기구 사용하는 모습

동반 질환을 잘 치료하자

감기나 폐렴은 천식의 급성 악화를 가져올 수 있기 때문에 천식 환자는 의사와 상의하여 독감 백신과 폐렴구균 백신의 접종을 고려해야 한다. 또한 천식 환자는 알레르기 비염, 식도염 및 기타 알레르기 질환을 같이 갖고 있는 경우가 많은데, 이러한 동반 질환을 잘 치료하는 것도 천식을 조절하는 데 중요하다.

천식은 완치를 목표로 하는 병이 아니라 장기적으로 조절하는 질환이다. 여러 연구를 통하여, 정기적으로 의사 진료를 받으며 약물로 조절해야 하고 증상이 없더라도 염증 조절제를 꾸준히 사용해야 한다. 증상이 없을 때에도 꾸준히 염증 조절제를 사용한 환자가 증상이 있을 때만 치료를 받은 환자보다 천식으로 인한 전체 의료비용 지출이 훨씬 적고 사용하는 약의 양도 더 적다는 사실은 잘 알려져 있다. 증상이 있을 때만 치료하면 훨씬 많은 양의 약이 필요할 뿐만 아니라, 약에 대한 반응도 떨어지고, 장기적으로 폐기능이 악화된다.

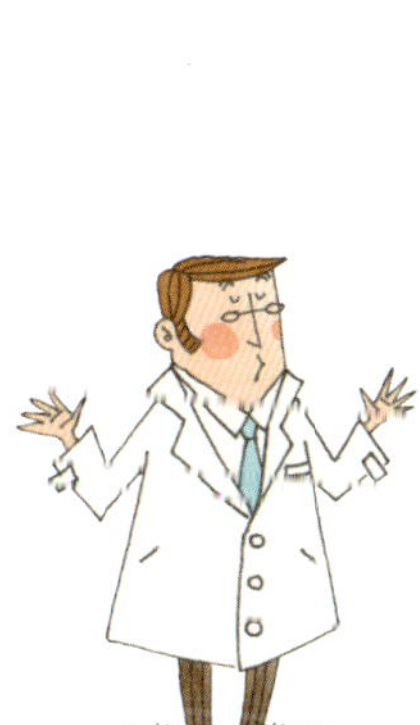

03

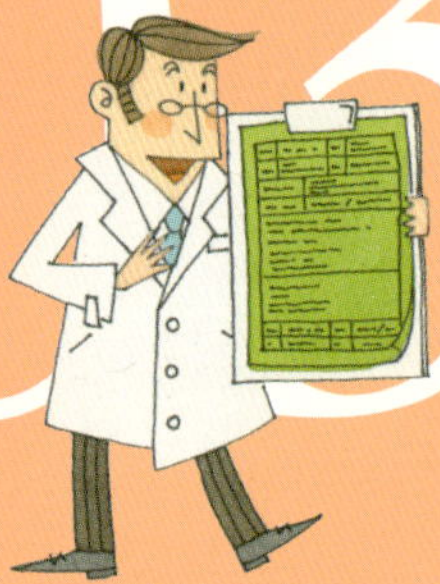

알레르기 비염 제대로 이해하기

대부분 알레르기 비염 환자들은 자신들이 코감기에 자주 걸린다 생각하지만, 물처럼 흐르는 콧물, 코 가려움, 재채기, 코막힘의 4가지 증상 중 2개 이상이 하루 1시간 이상 지속되면 알레르기 비염이 의심되므로 정확한 진단을 받아야 한다.

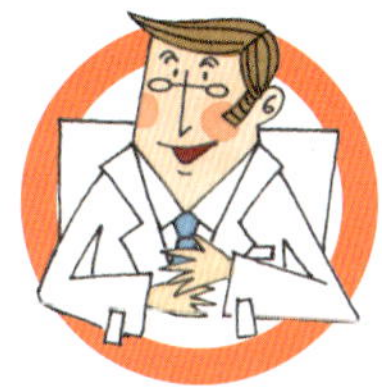

알레르기 비염은 어떤 병인가?

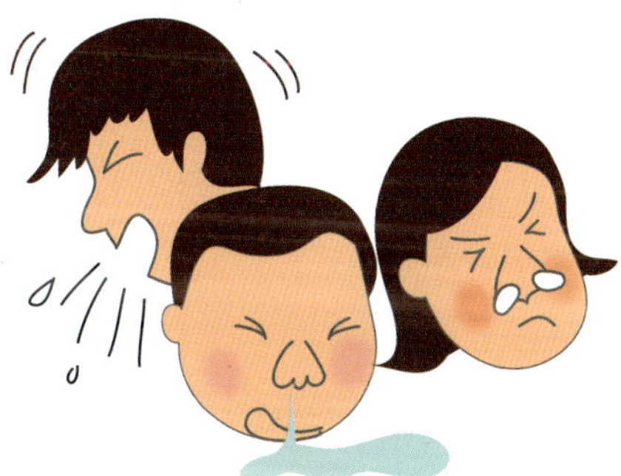

그림 28. 알레르기 비염

알레르기 비염은 알레르기 원인 항원에 노출된 뒤 그 물질에 대한 면역 글로불린 E항체에 의해 발생하는 비점막의 알레르기성 염증 질환으로 물처럼 흐르는 콧물, 코 가려움, 재채기,

코막힘의 증상이 주로 나타난다.

이런 증상들은 특징적으로 찬바람에 노출되거나 아침에 일어나서 발생하며 오후가 되면 증상이 사라진다. 알레르기 비염은 대개 흡입성 항원(숨을 쉬면서 흡입하게 되는 물질)에 의해 발생하며, 원인 물질에 노출될 때 주로 증상이 발생하는데, 증상이 발생하는 시기에 따라 계절성(특정 계절에 발생), 통년성(연중 내내 발생)으로 분류한다.

계절성 비염은 주로 나무, 목초, 잡초 등의 꽃가루에 노출되어 해당 꽃가루가 날리는 시기에만 증상을 호소한다. 나무 꽃가루는 주로 봄철에, 목초(잔디) 꽃가루는 여름에, 잡초 꽃가루는 가을에 증상을 일으킨다. 통년성 증상은 주로 집먼지 진드기·바퀴벌레·곰팡이·애완동물의 털 등의 실내 항원 때문에 발생한다.

하지만 많은 알레르기 비염 환자들이 여러 흡입성 항원에 동시에 감작되어 있는 경우가 많고, 계절성 및 통년성 특이 항원에 감작된 환자도 항원 노출 양상에 따라 증상이 다양할 수 있으므로 실제 증상은 차이가 있을 수 있다. 이에 따라 최근 임상에서는 알레르기 비염을 증상의 기간에 따라 간헐성, 지속성, 그리고 증상 정도에 따라 경증, 중등증 및 중증으로 분류하여 치료한다.

알레르기 비염은 어떻게 진단하나?

대부분의 알레르기 비염 환자들은 자신이 알레르기 비염에 걸린 줄 모르고 코감기에 자주 걸린다고 생각하며 지낸다. 그러므로 의심스러운 증상이 있으면 반드시 전문의와 상담하여 정확히 진단을 받아야 한다. 알레르기 비염은 물처럼 흐르는 맑은 콧물과 함께 코 가려움, 재채기, 코막힘을 호소하는데, 이러한 4가지 증상 중 2개 이상이 거의 매일 1시간 이상 지속되면 알레르기 비염이라 의심할 수 있다.

이 밖에도 눈물, 눈 충혈, 눈 가려움 등 알레르기 결막염의 안구 증상이 같이 나타나기도 하며, 후비루(콧물이 목 뒤로 넘어가는 증상), 후각 소실 등이 같이 나타나기도 한다. 하지만, 증상이 한쪽 코에 국한되거나, 다른 증상 없이 코막힘만 있는 경우, 콧물에 고름이 섞여 나오는 경우, 콧구멍으로 콧물이 흘러내리지 않고 후비루만 있는 경우, 코에 통증이나 비출혈이 동반된 경우에는 알레르기 비염 이외의 다른 비질환일 가능성이 있다.

감별해야 할 다른 원인에 의한 비염으로 감염성 비염(세균성, 바이러스성, 진균성 등), 비알레르기성 호산구성 비염, 약제유발성 비염, 혈관운동성 비염, 위축성 비염, 호르몬성 비염, 특발성 비염 등이 있다.

또한 알레르기 비염은 비부비동염, 중이염, 천식 등이 같이

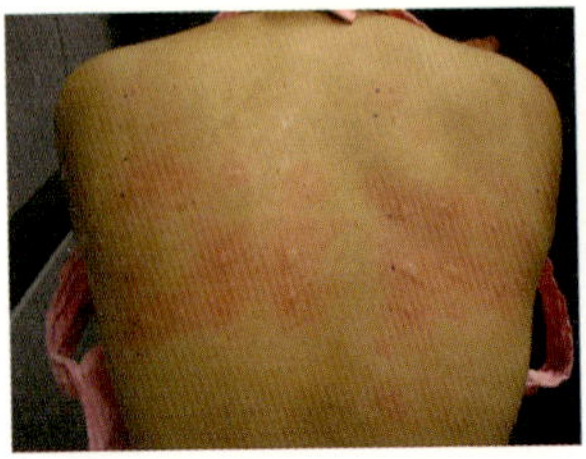

그림 29. 피부 반응 검사 양성 소견

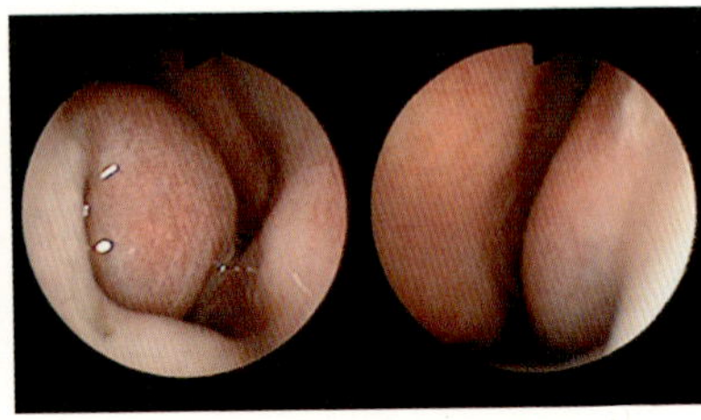

그림 30. 알레르기 비염의 코 내시경 사진. 창백한 코 점막이 관찰된다.

올 수 있으므로 이에 대한 확인도 필요하다. 알레르기 비염 환자들은 잦은 콧물, 코 가려움으로 인해 코를 자주 문지르면서 코주름이 증가되거나, 코막힘이 심해 구강호흡을 하거나 혈류 장애로 인해 눈밑이 어둡게 변하여 다크서클이 생길 수 있다.

알레르기 비염은 알레르기 피부 시험 또는 특정 알레르겐(원인항원)에 대한 면역 글로불린 E를 측정하여 알레르기 원인 항원을 확인하여 진단한다. 원인 항원이 확인되지 않으면 알레르기 외에 다른 원인에 의한 비염일 가능성이 높다.

이 외에도 코 내시경 검사상 특징적인 소견으로 코 점막이 붓고 창백해진 소견, 수양성 또는 점액성의 분비물 등을 관찰할 수 있고, 부비동염의 동반 유무 및 해부학적 이상 소견을 확인하기 위하여 방사선 검사를 할 수도 있다.

부비동염이 동반되지 않았는지 알아보기

코 주위에는 얼굴뼈 속에 빈 공간이 작은 관을 통해 콧속 공간과 연결되어 있는데 이를 '부비동'이라고 한다. 부비동은 호흡을 통해 들어온 공기를 적정한 온도로 변화시키며 환기 기능을 가지고, 콧속이 건조하지 않게 하며, 두개골의 무게를 가볍게 하고 완충작용을 하여 머리 뼛속에 있는 뇌를 외부 충격으로부터 보호해 주는 중요한 역할을 담당한다.

부비동염이란 어떤 원인으로든지 비강으로 통하는 자연 배출구가 막혀 부비동 점막이 비후되고, 분비물이 고이고 염증이 발생하는 것을 통칭하여 말하며, 흔히 '축농증'으로 불린다. 비염이 장기간 지속되면 부비동 점막의 염증으로 이어지거나 부비동과 연결된 작은 관이 막히는 경우 배출되지 못하고 고인 분비물에서 이차적인 세균감염이 발생할 수 있다.

따라서, 알레르기 비염 환자에서 부비동염은 자주 동반될 수밖에 없다. 급성기에는 두통과 미열이 있으며, 코막힘, 콧물, 얼굴 부위의 통증 등의 증상이 나타날 수 있고, 만성기에는 지속적인 누런 콧물, 코 뒤로 넘어가는 콧물, 코막힘 등이 지속되다가 더 진행하면 후각 감퇴, 집중력 감퇴, 만성 두통 등의 증상이 나타날 수 있다. 특히, 감기 증상으로 시작하였다가 증상이 호전되지 않고, 2주 이상 감기 증상이 지속되면서 누런 콧물과 코막힘이 심해지는 경우 부비동염을 의심해 보아야 한다.

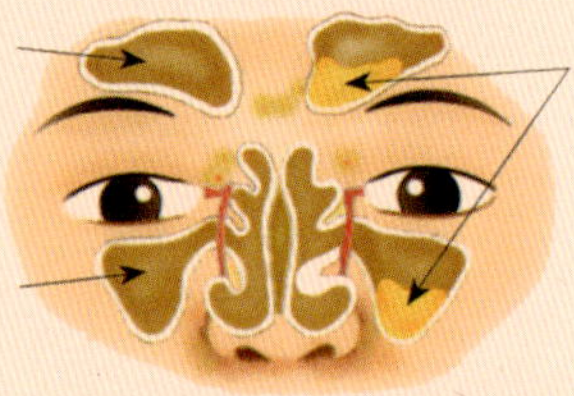

그림 31. 부비동의 위치

(출처 : 《알레르기 비염의 올바른 치료와 관리》, 보건복지부, 질병관리본부, 서울특별시아토피 · 천식 교육정보센터, 2013년)

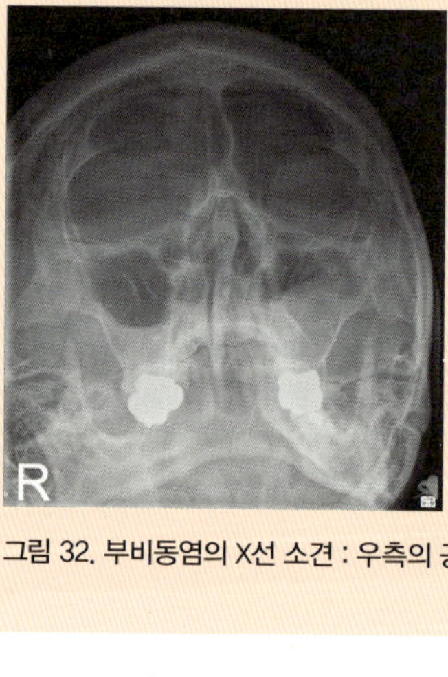

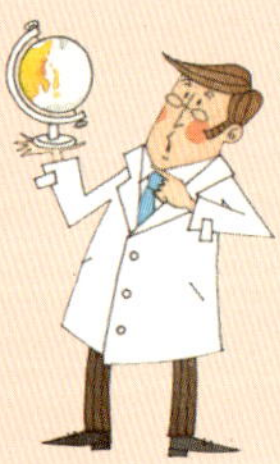

그림 32. 부비동염의 X선 소견 : 우측의 공기액체 음영이 관찰된다.

알레르기 비염은 어떻게 치료할까?

알레르기 비염의 치료법 중 하나인 회피 요법은 원인 증상을 유발하거나 악화시킬 수 있는 일반적인 자극 요인, 즉 찬공기, 매연, 황사, 담배연기, 기타 자극제, 악화 약물 등을 회피하는 것이다. 하지만 알레르기 비염에 대한 적절한 약물요법을 꼭 병행해야 한다.

원인 항원을 회피하자

알레르기 비염의 치료에는 원인 항원이나 자극 요인의 회피 및 환경관리, 약물요법, 면역요법 등이 있으며, 환경관리와 면역요법에 대해서는 뒤에 자세히 설명하겠다. 회피 요법은 원인 항원을 회피하거나, 증상을 유발하거나 악화시킬 수 있는 일반적인 자극 요인, 즉 찬공기, 매연, 황사, 담배연기, 기타 자극제, 악화 약물 등을 회피하는 것인데 반드시 환경관리를 같이 하여야 효과적이다.

하지만 미세한 흡입 항원을 회피하는 것이 실제적으로 쉽지 않을 뿐 아니라, 집먼지 진드기, 애완동물 털 등을 회피하는 것만으로는 크게 효과가 없다고 밝혀져, 적절한 약물요법을 병행하는 것이 꼭 필요하다.

면역요법을 하는 경우에도 완전히 효과를 나타내기 전까지는 약물요법을 같이 병행해야 알레르기 비염을 효과적으로 조절할 수 있다.

알레르기 비염에 사용하는 약제

알레르기 비염에 흔히 사용하는 약제는 표 3과 같으며, 증상 정도에 따라 다양한 조합으로 치료하지만, 항히스타민제와 국소 스테로이드제를 가장 많이 사용한다.

항히스타민제는 가장 흔히 사용되며 콧물과 재채기에 효과적이나, 코막힘에는 효과가 떨어진다. 항히스타민제는 졸음, 입 마름, 변비 등의 부작용이 있으며, 최근에는 이런 부작용이 적은 2세대 항히스타민제를 많이 사용하면서 일상 생활에 거의 지장을 주지 않고 알레르기 비염을 치료할 수 있다.

코의 알레르기 염증을 조절하기 위해 스테로이드를 사용해야 하는데, 비강 스프레이 제제로 사용하면 경구용 스테로이드를 사용할 때 생길 수 있는 심각한 부작용 없이 코 점막의 염증이나 과민성을 줄일 수 있다.

따라서 중등증 이상의 비염이나 지속성 비염에서 비강 스프레이를 우선적으로 사용해 볼 수 있다. 비강 스프레이를 장기간 사용하면 코 안 가운데 중격에 약물이 축적되어 점막에 궤양이 생기는 부작용이 있는 경우가 있다. 이것은 스프레이를

표 3. 알레르기 비염에 사용하는 약제-국내 항히스타민제 종류

분류	상품명	성분명
1세대	페니라민정	Chlorpheniramine
	유시락스정	Hydroxyzine
	프리마란	Mequitazine
	틴세트	Oxatomide
2세대	지르텍	Cetirizine
	에바스텔	Ebastine
	알레지온	Epinastine
	자디텐	Ketotifen
	알레그라	Fexofenadine
	씨잘	Levocetirizine
	아젭틴	Azelastine
	클라리틴	Loratadine
	에리우스	Desloratadine
	타리온	Bepotastine
항히스타민제/혈관수축제 복합제	콜민에이	Chlorpheniramine + Phenylephrine
	액티피드	Triprolidine + Pseudoephedrine
	리노에바스텔	Ebasteine+ Pseudoephedrine
	알레그라D	Fexofenadine+ Pseudoephedrine
국소 항히스타민제	아젭틴 비액	Azelastine
	리보스틴 점안액, 네잘 스프레이	Levocabastine
	자디텐 점안액	Ketotifen
	파타데이 점안액	Olopatadine

뿌릴 때 중앙으로 분무기 끝이 쏠리면서 유두 중격에 약이 많이 축적되기 때문에 생긴다.

표 4. 국소 스테로이드제의 종류

나조넥스	아바미스	옴나리스	나자코트

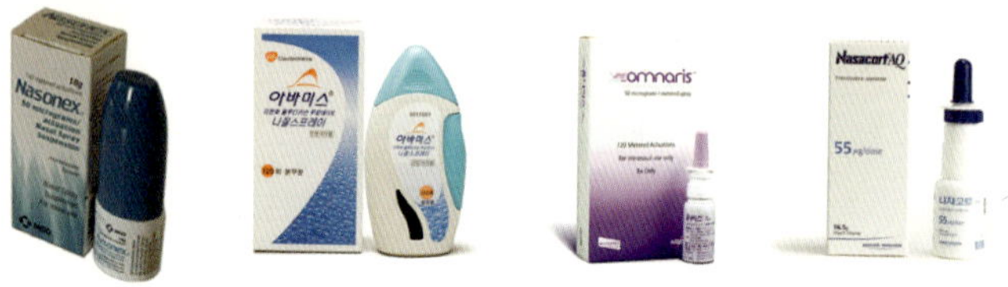

표 5. 알레르기 비염 치료에 쓰이는 약제와 그 효과

	코 가려움증/재채기	콧물	코막힘	후각상태
항히스타민제	+++	++	±	
국소 스테로이드제	+++	+++	++	+
전신 스테로이드제	+++	+++	+++	++
크로몰린제	+	+	±	
항콜린제		+++		
비충혈제거제			+++	

- + : 강도 1
- ++ : 강도 2
- +++ : 강도 3
- ± : 일부에서만 효과

따라서 분무할 때 양쪽 코의 바깥쪽으로 분무하도록 하며, 콧구멍의 반대편 손을 이용해, 예를 들어 왼쪽 코에 뿌릴 때에는 오른손을 사용하는 식으로 분무하면 부작용 없이 안전하게 사용할 수 있다.

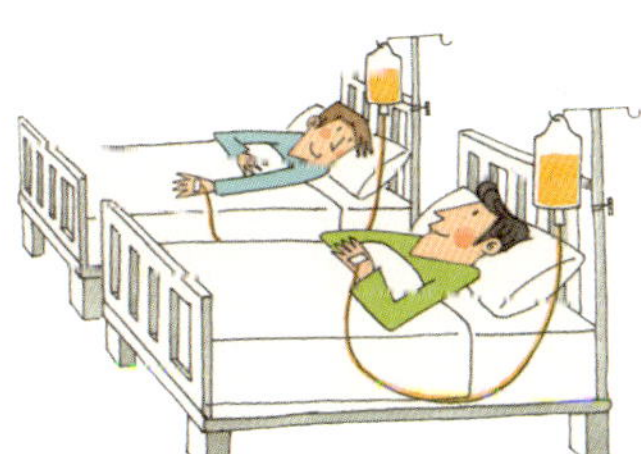

04

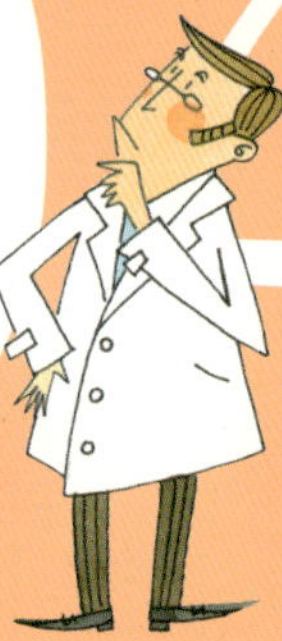

체질을 바꾸는 법? 면역치료가 답이다

면역치료는 알레르기 질환을 치료하는 방법 중 유일한 원인 치료법이다. 종전에는 피하주사 방법인 피하면역치료를 주로 사용해 왔으나, 최근 들어 혀 밑에 약제를 투약하는 설하면역치료를 사용하고 있다. 면역치료는 치료를 시행한 환자들의 80~90%에서 효과를 본다.

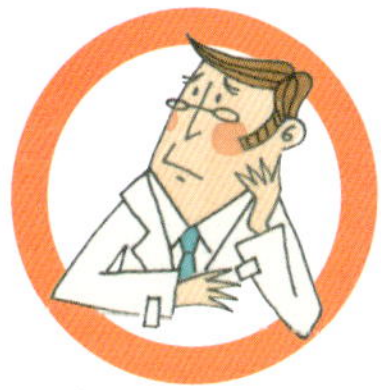

면역치료란 무엇일까?

면역치료는 환경관리와 회피 요법, 약물요법과 더불어 알레르기 천식과 알레르기 비염을 치료하는 방법 중 한 가지이다. 면역치료란 알레르기 질환을 앓고 있는 환자에게 원인이 되는 항원을 낮은 농도부터 소량씩 반복 투여하여 원인 항원에 대한 감수성을 약화시켜 증상이 호전되도록 유도하는 치료 방법이다.

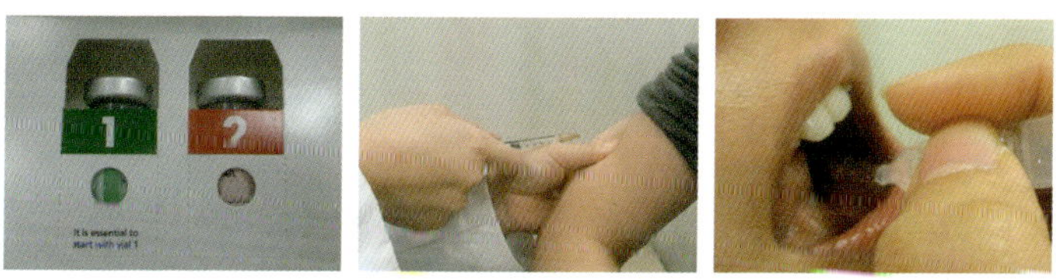

그림 33. 면역치료제 : 주사제(왼쪽, 가운데)와 설하제(오른쪽)

면역치료는 알레르기 질환의 치료에서 유일한 근본 원인을 바로 잡는 방법이다. 면역치료는 알레르기 추출물을 투여하는 방법에 따라 두 가지로 구분한다. 전통적으로 피부 밑에 주사로 투여하는 피하면역치료가 주로 사용되어 왔으나 최근에는 혀 밑에 투여하는 설하면역치료가 도입되어 사용되고 있다.

현재 면역치료는 알레르기 비염, 알레르기 결막염, 천식, 벌독 알레르기 등의 알레르기 질환의 치료에 이용하고 있으며, 원인이 되는 항원이 확인되고, 장기적으로 원인 항원을 회피하기 어려워 지속적으로 노출될 가능성이 높거나, 약물치료에 잘 반응하지 않는 경우 및 약제를 정해진 용법대로 꾸준히 사용하지 못하는 경우에 이용되기도 한다. 따라서 알레르기 피부 시험과 혈액검사를 통하여 원인 항원을 규명하고, 이들이 특정 알레르기 질환의 증상 발현과 관계가 있음을 병력이나 유발시험에서 반드시 확인해야 한다. 그렇지 않으면 면역치료의 효과를 볼 수 없다.

설하면역치료

소량의 항원을 매일 혀 밑에 투여해 몸 안의 알레르기 물질에 대한 내성을 증가시켜 알레르기 질환을 치료하고 예방하는 치료법으로, 피하주사 방법의 번거로움이나 과민성 쇼크 같은 부작용을 줄일 수 있어 환자 스스로 집에서 간편하게 사용할 수 있다.

피하면역치료

소량의 항원을 1주일 간격으로 잠차 용량을 늘려 2~3개월 뒤 유지 용량에 도달한다. 유지 용량에 도달하면 한 달에 한 번씩 주사를 맞아 알레르기 원인 물질에 노출되어도 더 이상 알레르기 반응을 나타내지 않는 상태를 유지한다.

면역치료의 효과는 어느 정도일까?

면역치료는 80~90%의 환자에게 효과가 있으며, 게절성 알레르기 비염이거나 면역치료에 사용된 항원의 종류가 적을수록, 치료 전 중증도가 가벼울수록, 연령이 낮을수록 효과가 좋다. 5세 이하의 영유아나, 임산부, 심한 면역질환이나 악성 종양이 동반된 경우, 심한 고혈압이나 관상동맥 질환자, 중증 천식 환자는 면역치료를 시작하지 않는다. 면역치료는 6개월 이내에 효과가 나타나지만, 적어도 3~5년 이상 지속적으로 시행한다. 종료 시기에는 대개 면역치료로 증상이 소실되어 약 1~2년 이상 지속한 시점을 기준으로 고려하며, 그 이상 치료를 지속하기도 한다. 천식과 알레르기 비염을 면역치료할 경우에도 초기에는 약물치료를 반드시 병행해야 하며, 증상이 감소하면 조금씩 약제를 줄이다가, 최종적으로 약제를 끊는 방법이 가장 안전하다.

05

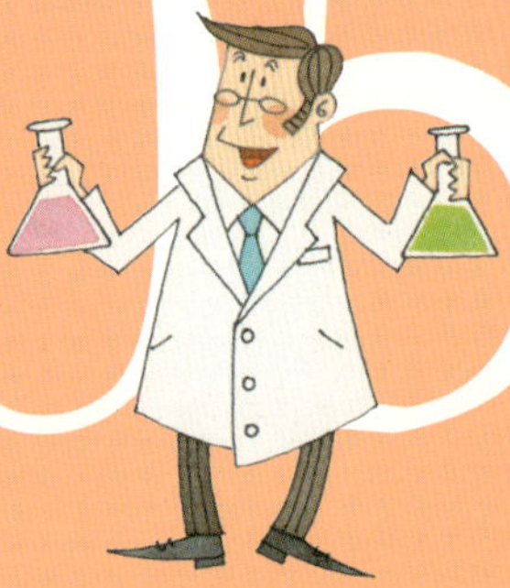

천식과 알레르기 비염 환자를 위한 환경관리

알레르기 질환의 원인 항원 중 집먼지 진드기가 가장 중요한 항원이며, 실외 항원으로는 아황산가스와 이산화질소와 미세분진이 대표적이다. 알레르기 질환으로부터 자유로워질 환경관리 비법을 소개한다.

천식과 알레르기 비염 환자들은 약물을 정확하게 사용해야 한다. 또한 실내는 서늘하고 습하지 않게 유지하며 청소를 자주 하여 깨끗한 환경을 유지하여야 한다. 정신적인 스트레스 또한 증상을 악화시키는 원인이 되니 주의한다.

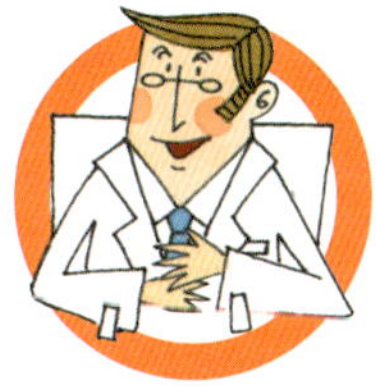

알레르기 염증을 악화시키는 요인을 조절하자

천식과 알레르기 비염의 치료는 의사에게서 처방받은 약물을 규칙적으로 정확하게 사용해야 하며, 아울러 환경관리를 통하여 천식을 악화시키는 원인 물질과 악화 인자를 피하거나 줄여야 한다.

원인 알레르겐에 노출되거나 감기, 운동, 자극성 가스나 먼지, 담배연기, 매연이나 공해, 찬 공기나 저기압 등의 기후 요소나, 특정 약물 섭취 때문에 증상이 악화되는 경우도 있으나 정신적 스트레스에 의해서도 증상이 악화되므로 이를 잘 조절해야 한다.

알레르기 질환의 원인 항원(알레르겐)은 크게 실내 항원과 실외 항원으로 나눌 수 있으며, 최근 산업이 발달하고 생활 방식과 주거 환경이 변화함에 따라 항원의 종류는 더욱 다양해지고 있다.

실내 항원

집 안에는 집먼지 진드기, 바퀴벌레, 애완동물뿐만 아니라 계절마다 날아드는 꽃가루와 곰팡이 포자, 가스레인지나 난방기구를 사용할 때 발생하는 질산가스와 아황산가스, 그리고 담배연기, 페인트와 방향제와 같은 자극성 물질들이 많이 있다. 우리나라 천식 또는 알레르기 비염 환자들의 상당수가 집먼지 진드기의 사체와 분비물 때문에 증상이 악화되는데, 집먼지 진드기는 전 세계적으로도 알레르기 질환의 가장 중요한 항원으로 알려져 있다.

실외 항원

집 밖에는 우리 자신의 힘으로는 해결하기 힘든 알레르기의 원인 물질과 증상 유발인자들이 많다. 가장 널리 알려진 실외 항원으로는 꽃가루가 있으며, 찬 공기·매연·세균·황사·기압·습도 등도 이에 속한다. 알레르기, 특히 호흡기 알레르기와 깊은 연관이 있는 대기오염 물질로는 연료가 타면서 발생하는 아황산가스와 이산화질소와 미세분진이 대표적이다.

환경관리의 실제

실내는 서늘하고 습하지 않게 유지하며 자주 청소를 하여 깨끗한 환경을 유지하여야 한다. 실내습도는 40~50%로 유지하는 것이 좋으며, 이를 위해 습도가 높은 여름철에는 제습기나 에어컨을 적절히 이용하여 습도를 조절하고 제습기나 에어컨은 정기적으로 청소한다.

가습기는 실내 습도를 높여 곰팡이나 집먼지 진드기를 번식시키고 자주 청소하지 않으면 감염의 원인이 되므로 철저한 관리가 필요하다. 청소 중에는 집 안에 있지 않도록 하고, 부득이한 경우에는 먼지 제거용 마스크를 착용하고 청소하며, 집먼지 진드기에 과민한 사람은 청소 직후에는 방 안에 있지 않도록 한다.

먼지가 많이 날리지 않도록 물걸레나 진공청소기를 이용하여 청소하며, 진공청소기는 한 번 흡입된 집먼지 진드기 등의 원인 항원이 다시 새어 나오지 못하도록 필터가 장착된 것을 사용하여야 효과적이다. 카펫, 천 소파, 커튼 등을 가급적 사용하지 않으며 먼지가 많은 담요, 의복, 침구는 옷장, 벽장 등에 보관한다.

이불, 요, 침대 매트리스 등의 침구는 집먼지 진드기의 통과를 막을 수 있는 재질로 된 커버를 씌우며, 커버나 천으로 된

침구류는 주 1회 정도 섭씨 55℃ 이상의 뜨거운 물로 세탁한 뒤 말려서 사용하여야 한다. 베갯속은 메밀이나 수수와 같은 식물성 재료나 오리털 등을 넣은 것을 사용하지 말고 합성수지나 특수 재질로 만든 것을 사용하는 것이 좋고, 베갯잇 또한 자주 세탁하여 사용해야 한다.

집 안에서는 털이 있는 애완동물을 기르지 않으며, 난방 및 취사할 때 배출되는 자극적인 냄새(스프레이, 도시가스 등)와 담배연기 등을 피한다. 특히 흡연을 하면 직접흡연뿐만 아니라 간접흡연도 천식을 악화시키므로 환자는 물론, 주변사람들도 반드시 금연을 실천한다.

개별 환경관리

집먼지 진드기를 줄이는 방법

- 실내 온도를 25°C 이하, 상대습도를 55% 이하로 유지한다.
- 물걸레 등으로 집안청소를 자주 하여 먼지를 제거한다.
- 청소는 HEPA(고효율 미립자 제거) 필터가 장착되어 있는 진공청소기를 사용한다.
- 이불, 옷, 베개 커버 등은 주 1회 55°C 이상 뜨거운 물로 세탁한 뒤 햇볕에 말린다.

- 침대 매트리스는 특수 비닐이나 천으로 씌운다.
- 아이들 침대 위에 천 인형 등을 두지 않는다.
- 베갯속은 합성수지 소재를 사용한다.
- 카펫을 없애고, 천소파는 가죽 소파로 교체하거나 비닐 커버를 씌운다.
- 커튼은 물세탁이 가능한 것으로 하거나 블라인드로 교체한다.
- 실내에서 애완동물을 기르지 않는다.

바퀴벌레 항원을 줄이는 법

- 실내는 환기를 잘하고 상대습도를 낮춘다.
- 음식물 쓰레기는 새지 않는 봉지나 용기에 넣어 처리한다.
- 남은 음식물은 새지 않는 용기에 뚜껑을 덮어 보관하거나 냉장고 안에 넣어 둔다.
- 식사 뒤 식기류를 오래도록 씻지 않은 채로 놓아 두지 않는다.
- 파이프 주변 등 바퀴벌레가 집 안으로 들어오는 입구를 차단한다.
- 바퀴벌레 살충제를 사용한다.

애완동물 항원을 줄이는 법

- 가능하면 애완동물을 집 바깥에 두고 키운다.
- 집 안에서는 어떠한 종류의 애완동물도 키우지 않는다.
- 애완동물을 치울 수 없다면, 단단하고 바닥재가 깔려 있고 환기가 잘 되는 곳에 둔다.
- 애완동물이 침실이나 거실에 들어오지 못하게 한다.
- 자주 (최소 일주일에 한 번) 씻겨 피부나 털에 붙어 있는 항원을 없앤다.
- 애완동물을 만진 다음에는 손을 잘 씻고, 옷은 잘 세탁한다.

곰팡이 포자를 없애는 방법

- 제습기를 사용하여 집 안의 상대습도를 50% 이하로 유지한다.
- 욕실이나 창턱, 주방, 지하실 또는 곰팡이가 자랄 수 있는 부분을 표백제로 청소하고 곰팡이 억제제를 도포한다.
- 주방이나 욕실에 환기 장치를 설치하여 환기가 잘 되게 한다.
- 집 안에 썩은 음식물과 과일을 두지 않는다.
- 가습기는 매일 깨끗이 세척한다.
- 에어컨을 정기적으로 점검하고 관리한다. 냉각 기능을 끈

다음 30분 정도 더 작동시키면 기계를 건조시켜 곰팡이 증식을 예방할 수 있다.

- 세탁한 옷은 완전히 건조하여 옷장에 보관하고, 벽장 안에 제습용품을 설치한다.
- 실내에 화분을 적게 두고, 침실에는 식물을 두지 않는다.
- 집 안에 물이 새는 곳은 철저하게 수리한다.

꽃가루와 접촉을 피하는 방법

- 꽃가루 철에는 되도록 외출을 삼간다.
- 특히 꽃가루가 가장 많이 날리는 이른 아침이나 늦은 저녁 시간에는 바깥에 나가지 않는다.
- 외출할 때에는 마스크를 착용한다.
- 외출한 뒤 실내에 들어갈 때에는 옷을 털거나 겉옷을 갈아입는다.
- 빨래나 옷 등을 옥외에 널어 말리지 않는다.
- 집과 자동차의 창문을 닫고 에어컨 등으로 환기를 한다.

기타

- 집 안에서는 절대 금연을 한다.
- 석유 또는 가스를 연료로 하는 난방기구를 사용하지 않

는다.

- 조리를 위하여 가스레인지를 사용한 뒤에는 철저하게 환기한다.
- 광택제나 방향제로 쓰이는 스프레이 제제를 사용하지 않는다.
- 대기오염 시 불필요한 운동은 삼간다.
- 담배연기나 공해가 심한 곳은 되도록 가지 않는다.

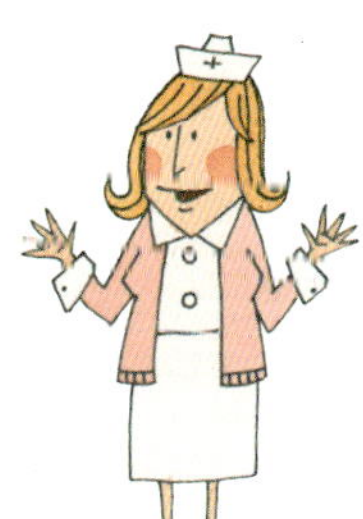

06

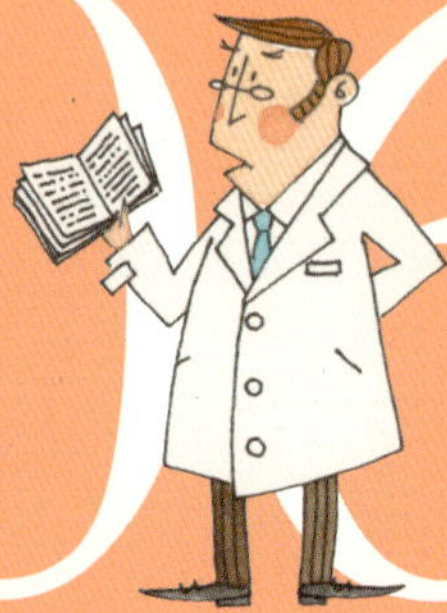

천식과 알레르기 비염 환자가 주의해야 할 이모저모

꽃가루가 많이 날리는 계절에 외출할 때에는 마스크를 착용하며, 장마철에는 실내에 적정 온도와 습도를 유지하고, 환절기에는 감기를 조심한다. 가벼운 감기일지라도 감기 자체로 인해 증상이 악화될 수 있다는 것을 명심한다.

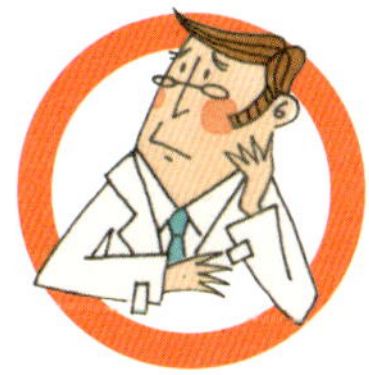

봄철 황사를 주의하자

꽃가루에 과민한 환자는 꽃가루가 많이 날리는 계절에는 외출을 자제하고 실내 창문을 닫고, 외출할 때에는 꽃가루 흡입을 방지할 수 있는 마스크를 착용한다.

매년 3~4월에 중국에서 우리나라로 넘어오는 황사에는 중금속이 포함된 미세 먼지와 대기오염 물질이 포함되어 있어 기관지와 코가 예민하게 반응하여 천식과 알레르기 비염이 악화될 수 있다.

그러므로 황사 주의 일기예보를 점검하고 황사가 심한 날에는 되도록 외출을 삼가며, 부득이 외출할 경우에는 안경, 마스크, 모자 등을 착용한다.

특히 천식 환자는 천식이 급성으로 악화될 경우를 대비하여 흡입용 기관지 확장제를 갖고 다녀야 한다. 귀가 뒤에는 바로 세수와 양치질을 하며 실내에서는 충분한 습도를 유지하며 기도의 점막이 마르지 않도록 물이나 차를 자주 마신다. 바람이 강하고 맑은 날에는 창문을 열지 말고 에어컨과 공기정화기를 이용해 실내를 환기한다.

여름철 공기, 환기는 필수

장마철에 높은 습도는 집먼지 진드기와 곰팡이가 서식하기 좋은 환경을 만든다. 이런 환경에 노출되면 천식 또는 알레르기 비염 증상이 악화될 수 있다.

여름철엔 냉방을 하더라도 적정 온도와 습도를 유지하기 위해 자주 환기하는 것이 중요하다. 에어컨이나 선풍기로 냉방을 하면 찬바람이 천식과 알레르기 비염을 악화시킬 수 있으므로, 너무 찬 공기에 노출되지 않도록 한다.

개인 위생 관리를 철저히 하자

환절기에 접어들면 차고 건조한 공기나 원인 항원에 많이 노출되면서 기관지와 코가 자극되어 천식과 알레르기 비염이 심해질 수 있다. 또한 급격한 기온 변화와 환경 변화에 인체가 바로 적응하지 못해 저항력이 감소하여 감기에 자주 걸린다.

실제로 천식과 알레르기 비염 환자는 감기에 잘 걸리기도 하고 감기 자체로 인해 증상이 악화되기도 하므로, 감기는 천식과 알레르기 비염의 가장 중요한 악화 인자라 할 수 있다. 따라서 환절기에 외출할 때에는 마스크나 손수건을 이용하여 찬바람에 노출되지 않도록 하며, 감기에 걸리지 않도록 과로하지 말고, 외출 뒤에는 손 씻기와 양치질 등 개인 위생 관리를 철저히 해야 한다.

감기나 독감이 오래가면, 전문의를 찾자

특히 천식 환자는 감기나 독감의 합병증으로, 또는 직접적으로 폐렴에 잘 걸릴 수 있다. 일단 폐렴이 생기면 그 자체로 천식이 악화되므로, 반드시 인플루엔자 독감과 폐렴구균 예방접종을 하는 것이 좋다. 수분과 영양을 충분히 공급하고 직접 또는 간접 흡연을 금해야 하며, 기타 유해물질에 노출되지 않도록 한다.

기침약은 대부분 가래를 묽히고 원활히 배출시키는 역할을 하므로 감기 증상이 있을 때 도움이 될 수 있으나, 일부 마약성 기침약(코데인 등)은 기침을 멎게 하지만 가래를 배출하지 못하게 하여 천식을 악화시킬 수 있으니 함부로 사용하지 않는다. 증상이 심해지면 반드시 주치의와 상의하여 사용 여부를 결정한다.

따라서 환절기에 천식이나 알레르기 비염이 악화되면 전문의를 찾아 정확한 원인을 진단하고 치료하는 것이 좋다.

이 외에도 직업상 노출되는 여러 물질과 심리적인 충격에도 천식과 알레르기 비염이 유발되거나 악화할 수 있으므로 직장 내 보호 장비를 사용하거나 심적 여유를 갖고 평온한 생활을 하는 것이 중요하다.

운동은 어떻게 해야 하나?

운동은 건강을 위해 매우 좋지만, 천식 환자는 운동할 때 천식 증상이 나타날 수 있어 주의가 필요하다. 하지만 적절한 준비를 하면 다른 사람처럼 운동을 할 수 있다.

천식 환자는 차고 건조한 공기를 들이마시는 운동은 좋지 않으며, 달리기나 축구와 같은 몸을 과격하게 사용하는 운동보다는 수영과 같이 따뜻하고 습한 조건에서 하는 운동이 천식 증상을 적게 발생하므로 도움이 된다.

천식이 잘 조절되지 않을 때는 운동을 자제할 필요가 있고 운동 전 10분 정도 준비운동을 하는 것이 좋다. 운동하기 15분 전에 증상 완화제를 미리 흡입하는 것이 도움이 되며, 운동 후 천식 증상이 나타나면 즉시 증상 완화제를 사용한다.

천식 환자의 식이요법

천식 치료에 효과적인 특별한 식이요법은 없으며, 음식이 문제가 되는 경우 또한 드물다. 하지만, 천식 환자가 과식하면 위가 팽창하여 횡격막이 위쪽으로 밀려 올라가 호흡곤란이 심해질 수 있어 과식을 피하고 체중이 증가하지 않도록 해야 한다.

간혹 맥주, 포도주, 건조 과일 등에 함유된 식품첨가물(아황산염)이 일부 천식 환자들에게 천식발작을 일으킬 수 있어 첨가물에 과민한 천식 환자는 아황산염이 들어간 음식을 피하는 것이 좋다.

또한 고등어, 꽁치와 같은 등 푸른 생선에는 알레르기 발생과 연관된 히스타민이라는 성분이 지나치게 많이 들어 있어 알레르기 비염이나 천식과 같은 알레르기 질환을 더욱 악화시키기도 하니 주의가 필요하다.

07

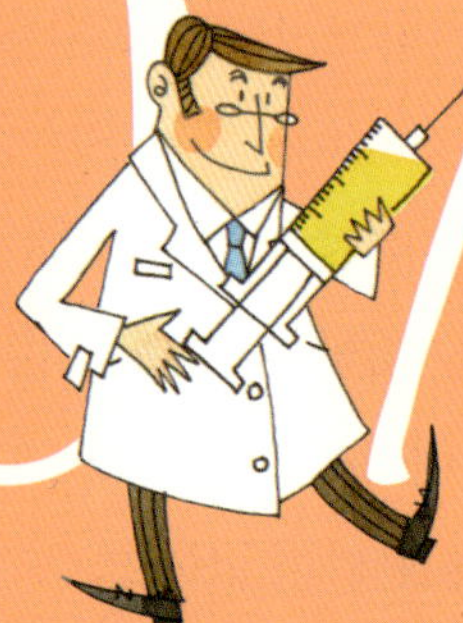

환자 증례

다양한 실제 천식 환자들의 사례를 통해 천식에 대한 이해를 넓혀 보자.

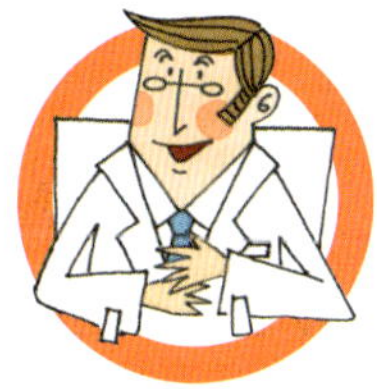

〈증례 1〉

34세 남자가 호흡곤란으로 응급실에 왔다. 환자는 10년 전부터 알레르기 비염으로 간헐적으로 약물치료를 해오고 있다. 1주일 전 감기에 걸린 뒤 가래가 늘어나면서 기침이 지속되고 호흡곤란과 쌕쌕거림이 지속되었다. 응급실에서 측정한 산소포화도는 92%(정상: 96% 이상)로 떨어져 있었으며 흉부 X선 사진에는 별다른 이상이 없었다. 측정한 폐기능(1초 강제 호기량)이 예측치의 26%(정상인은 80% 이상)로 감소되어 있어 기관지 확장제를 사용하자, 산소포화도와 폐기능이 호전되었다. 환자는 알레르기 비염과 천식이 함께 있는 것으로 진단되었고, 천식의 급성 악화로 호흡 곤란이 심해진 것이었다. 입원 후 속효성 베타2항진제, 항콜린제 연무 흡입 및 전신 스테로이드를 투약받은 뒤 폐기능이 회복(86%)되어 퇴원하였다. 퇴원 후 흡입 스테로이드제와 류코트리엔 조절제를 처방받고 증상 악화 없이 외래에서 치료 중이다.

의사의 조언

천식은 기도의 만성적인 염증과 가역적인 기도의 수축을 특징으로 하는 질병으로 감기, 운동, 자극성 가스나 먼지, 매연, 찬 공기 등에 의해 악화되는 특징이 있다.

이 환자는 감기 이후 호흡곤란, 천식 악화로 내원 시 현저하게 감소되었던 폐기능이 천식 치료 뒤 호전되었다.

또한 알레르기 비염이 있는 환자 중 30~40%는 천식 환자이기도 하므로 이번처럼 알레르기 비염이 있는 환자가 갑작스럽게 호흡곤란이 생기면 천식을 의심해 보아야 한다.

〈증례 2〉

16세 여자 환자가 내원 1개월 전부터 코막힘이 악화되어 외래를 방문하였다. 환자는 코막힘 때문에 자다가 깨기도 하였고, 콧물·코막힘·재채기가 거의 매일 있었으며 특히 아침에 심했다. 흉부 방사선 사진과 부비동 방사선 사진은 이상 소견이 없었다. 메타콜린 기관지 유발시험(천식 검사)은 음성이었으며 알레르겐 피부 시험에서는 집먼지 진드기에 양성을 보였고, 코 내시경 검사에서는 비점막이 창백하게 비후된 양상이었다. 환자는 알레르기 비염으로 진단되어 약물치료를 하였으나 증상이 지속되고 비염의 완치를 원하여 집먼지 진드기에 대한 면역치료를 시작하였다. 면역치료 3년 뒤 코 증상이 현저하게 감소하여, 약물사용을 줄일 수 있었다.

의사의 조언

콧물 · 코막힘 · 재채기의 비염 증상을 호소하는 환자다. 증상의 원인을 감별하기 위해 검사를 하였더니 흉부 방사선 사진과 부비동 방사선 사진은 정상으로 나와 폐질환과 부비동염의 가능성은 떨어질 것으로 생각된다. 메타콜린 기관지 유발시험도 음성으로 천식은 배제되었고, 코 내시경 검사에서 창백하게 비후된 비점막을 보여 알레르기 비염에 합당한 소견이었다. 원인 알레르겐을 진단하는 알레르겐 피부 반응 시험에서 집먼지 진드기에 양성으로 나타나 알레르기 비염의 원인은 집먼지 진드기였다.
알레르기 비염은 약물치료로 증상을 조절할 수는 있으나 완치는 어렵다. 증례의 환자처럼 비염의 완치를 원하거나 약물치료를 원하지 않는다면 면역치료를 권한다. 면역치료는 3년 이상 시행해야 효과적이다.

〈증례 3〉

59세 여자 환자가 천식으로 흡입 스테로이드를 사용하고 있으나 호흡곤란, 기침, 가래, 콧물, 코막힘이 계속되어 병원을 찾았다. 환자는 관절통 때문에 진통 소염제를 복용한 뒤 호흡곤란이 더 악화한 병력이 있었다. 시행한 부비동 방사선 사진에서 부비동염의 소견이 보였으며 코 내시경 검사를 해 보니 코 안에 물혹이 있었다.

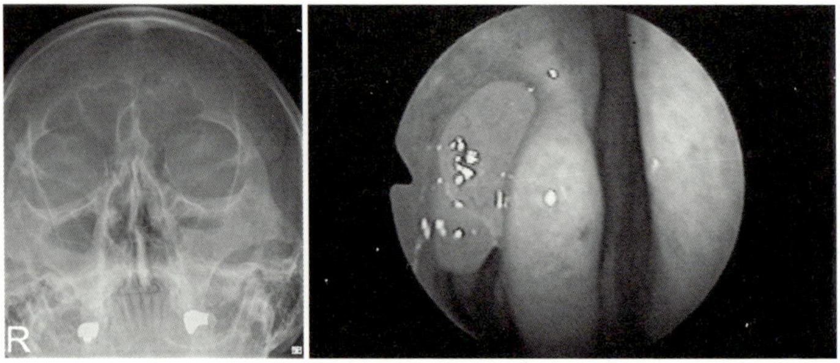

그림 34. 부비동 방사선 사진(왼쪽) : 양쪽 부비동에 공기 액체 음영이 보이는 부비동염 소견. 코 내시경 소견(오른쪽) : 코 안에 물혹이 관찰됨.

아스피린 경구 유발 검사를 시행했더니 폐기능이 저하되었다. 이후 환자는 코 안에 물혹이 동반된 아스피린 과민증 천식(천식, 비용종, 아스피린 과민증)으로 진단받고 천식 치료에 비강 내 국소 스테로이드 치료를 병행하자 증상이 호전되었다.

의사의 조언

천식 환자 중 일부에서는 아스피린과 진통소염제를 복용하면 호흡곤란이 악화되는 아스피린 과민성이 나타난다. 이 경우 비용종을 동반하기도 하여 천식, 비용종, 아스피린 과민증의 3가지 임상 양상이 동반되는 경우를 '아스피린 과민증 천식'이라 한다.

이번 증례의 환자처럼 천식과 비용종, 부비동염이 같이 나타난 경우에 부비동염을 같이 치료하지 않으면 천식이 조절되지 않는 경우가 많아, 코를 치료하는 것이 천식을 치료하고 악화하는 것을 방지하는 데에 매우 중요하다.

이 환자처럼 천식과 동반된 비용종이라면 약물치료를 선행해 봄으로써 비용종이 호전되는지를 볼 수 있다.

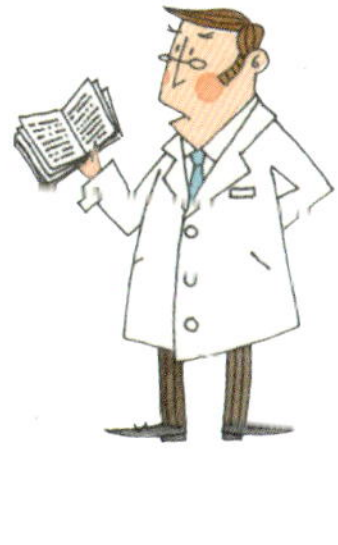

08

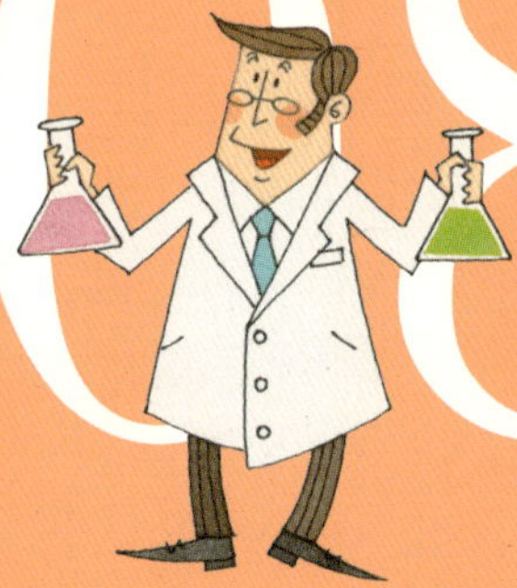

천식을 이겨 낸 성공 수기

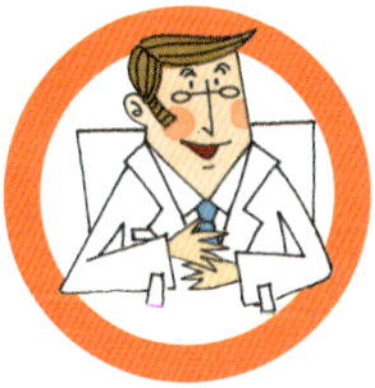

저는 알레르기 천식을 앓은 지 20년째 되는 60세 여성입니다. 처음에는 목감기로 가볍게 여겨 약국에서 약을 사다 먹으면 된다고 생각했습니다. 처음에는 좋아지는 듯하다가 다시 감기가 심해지는 것을 반복하더니 때를 놓쳐 결국에는 만성 천식으로 발전했습니다. 시간이 지날수록 목에서 쌕쌕대는 소리가 나고 누런 가래가 계속 나왔습니다. 그래서 시도 때도 없이 나오는 가래 때문에 밖에 나갈 때마다 휴지를 챙길 수밖에 없었습니다.

하루하루 제 자신이 이런 불편함을 겪는 것이 안 좋았지만 그것보다 주위 사람들에게 민폐를 끼치는 일이란 생각에 마음이 더 무거워졌습니다. 겨울에는 이런 증상이 더욱 심해져서 숨을 쉴 때 찬 공기가 목구멍과 폐를 지나 아랫배까지 들어가면

온몸에 냉기가 돌고 재채기를 자주 하게 되고 그때마다 심지어 오줌도 참기 어려워졌습니다. 정말 밖에 나가기가 무서울 정도였습니다. 그래서 밖에서 집에 걸어오지 못해 길가에 앉아 친구에게 연락하여 차를 얻어 타고 온 적도 많았습니다.

기침이 시작하면 가슴이 찢어지는 것 같은 통증을 느꼈고 호흡이 제대로 되지 않아 숨을 서너 번 헉헉 대면 하늘이 노랗고 팔다리에 힘이 빠져 걷지도 못하였습니다. 그다음 날에는 체중이 빠지고 누우면 일어날 수도 없었으며 식사를 할 때 앉아서 수저를 드는 일도 버거웠습니다. 특히 밤에 잘 때 숨이 차다가 깬 적이 수도 없이 많았고, 엎드려 누워서 겨우 잠을 청하기가 일쑤여서 너무나 괴로웠습니다.

힘이 워낙 없어서 한약을 1년에 2~3번씩 꼭 지어 먹어야만 했습니다. 한약 기운이 떨어지면 또 힘이 없어지고 아무 일도 하지 못하게 되어서 어쩔 수 없이 몇 년 동안 계속해서 한약을 먹을 수밖에 없었습니다. 그 당시 동네 병원에 가서 폐 검사를 받았더니 90세 노인 정도의 수치가 나왔습니다. 손을 쓸 수도 없는 상황에 망연자실하기만 했습니다. 그러던 중에 서울대학교병원 알레르기 내과 분과장인 조상헌 교수님을 만났습니다. 교수님이 처방해 주신 약을 규칙적으로 먹었고, 흡입기 사용도 처음에는 귀찮고 어려웠지만 습관을 들여서 꾸준히 사용하였으며, 폐기능을 회복하기 위해 생활 패턴도 바꾸었습니다. 일주일에 5번 이상 하루에 1시간씩은 꾸준히 걷기 운동을 하고, 식사는 영양분을 골고루 섭취했습니다. 특히 저녁에는 소식으로 먹었습니다. 되도록 스트레스를 안 받고 긍정적인 사고를 하려고 노력했습니다. 그리고 무엇보다 제일 중요한 것은 감기에 걸리지 않게 노력하는 것이었습니다. 목을 보호할 수 있는 폴라티를 자주 입었고 옷을 두껍게 입어서 감기를 예방했습니다. 그런 노력 덕택인지 저는 치료하는 동안은 한 번도 감기에 걸리지 않았습니나.

그 결과 교수님을 처음 만났을 때는 폐 기능이 30% 정도에 불과했는데, 1년 전 결과에서는 104%라는 어마아마하게 좋은 수치가 나왔습니다. 그리고 며칠 전에 종합검사 때에도 폐 X선 검사를 했는데, 폐에는 1%의 이상도 없다는 결과를 받았습니다. 의사 선생님이 제가 천식 약을 복용하고 있다는 사실을 믿지 못할 정도였습니다. 지금도 저는 제가 천식 약을 복용하고 위에서 언급한 생활수칙을 꾸준히 지키고 있으며, 자기 치료의 방법으로 배운 수지침을 활용하여 스스로 건강을 관리하는 데 노력하고 있습니다.

인천에서 김행순

09

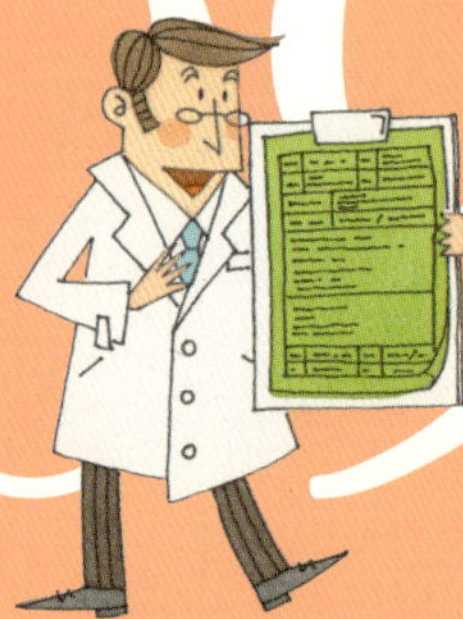

Q&A 천식과 알레르기 비염에 대한 궁금증 24가지

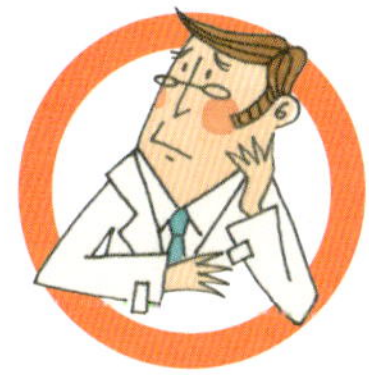

Q 천식 등의 알레르기 질환은 유전인가?

A 천식과 같은 알레르기 질환이 발생하는 데에는 유전적인 영향이 있다. 부모 중에 한 사람이 천식이나 알레르기 비염, 아토피 피부염과 같은 알레르기 질환이 있을 때에는 자녀들에게 이러한 질환이 나타날 가능성이 높다. 가족 중에 이러한 환자가 있을 경우 유사한 증상이 나타나면 빨리 병원을 찾아 검사해야 한다. 그러나 가족 중에 환자가 있다고 하여 반드시 나타나는 것은 아니다. 천식을 포함한 알레르기 질환이 발생하는 데에는 유전적인 영향뿐 아니라, 알레르기 물질에 대한 노출, 대기오염, 바이러스 또는 세균 감염 등 환경적인 영향도 중요하게 작용하기 때문이다.

Q 알레르기 질환도 전염되는가?

A 아토피 피부염, 알레르기 결막염을 포함한 알레르기 질환들은 전염되지 않는다. 알레르기 질환은 이물질이 체내로 들어올 때, 정상인과는 다르게 과민하게 면역반응이 나타나는 개인의 유전적 체질에 의한 것이므로 전염되지 않는다.

Q 천식을 포함한 알레르기 질환은 완치가 어려운가?

A 소아들에게 생긴 천식은 약 30~40%가 저절로 없어지지만, 성인들은 치료를 하더라도 대부분 천식이 지속된다. 그러나 천식이 완치되지 않더라도 대부분 적절한 치료와 관리를 하면 천식이 없는 상태와 같은 정상적인 생활을 할 수 있다. 기타 알레르기 질환도 유사한데, 알레르기 질환은 유전적 소인이 있는 사람들에게 발생하며, 즉 만성적으로 평생 지속되는 경우가 거의 대부분이다. 임의로 치료를 중단하면 만성적인 알레르기 염증에 노출되어 위험할 수 있으므로 본인이 결정하기보다는 반드시 의사와 상의하여 신중하게 결정해야 한다.

Q 알레르기 비염이 오래되면 천식이 될 수 있나?

A 알레르기 비염은 코 점막에 발생하는 염증이고 천식은 기도 점막에 발생하는 염증으로, 코와 기도는 구조적으로 연결되

어 있으며 조직의 특성이 비슷하다. 천식 환자의 50～80%가 비염을 동반하고, 비염 환자의 30～40%가 천식을 동반하는 것으로 알려져 있다. 천식 치료를 잘 받고 있는데도 천식 증상이 지속된다면 알레르기 비염의 가능성을 생각하고 진료를 받아야 한다. 천식과 알레르기 비염이 모두 있는 환자는 알레르기 비염을 잘 치료하는 것이 천식 조절에 매우 중요하므로 알레르기 비염과 천식을 별개의 질환이 아닌 하나의 연계된 질환으로 생각하고 동시에 치료해야 한다.

Q 천식 증상이 없어지고 폐기능도 정상으로 돌아온 이후에도 치료를 계속 받아야 하는가?

A 천식은 증상이 좋아졌다고 해서 병이 없어지는 것이 아니며, 당뇨병이나 고혈압과 같이 장기간 관리해야 하는 질환이다. 현재 증상이 호전되더라도 알레르기 염증은 지속되고 있으며, 치료를 중단하면 염증이 악화되고 다시 증상이 심해질 가능성이 크다. 뿐만 아니라 이러한 기관지 염증이 지속되면 기관지에 변형을 초래하여 치료에도 잘 반응하지 않는 영구적인 기관지 손상을 일으키므로 지속적인 치료는 매우 중요하다. 따라서 치료를 중단하는 것은 위험할 수도 있으므로 본인이 결정하기보다는 반드시 담당 의사와 상의하여 신중하게 결정해야 한다.

Q 천식 치료 중 임신했는데, 치료를 중단해야 하는가?

A 천식 환자가 임신을 하면 환자의 1/3은 천식의 증상이 변화가 없고, 1/3은 천식이 좋아지며, 1/3은 천식이 악화되는 것으로 알려져 있다.

임신 중 천식이 악화되면 조기 출산, 저체중 출생아, 임신중독증 등이 생길 확률이 증가하지만, 천식을 잘 조절하면 이러한 위험들은 정상 임산부와 차이가 없다. 대부분의 천식 치료약들이 태아나 임산부에게 특별한 위험성이 없으며, 오히려 천식을 제대로 치료받지 않으면 천식 악화로 태아와 임산부에게 여러 가지 합병증이 발생할 가능성이 높기 때문에 천식이 악화되지 않도록 임신 전에 받던 천식 치료를 지속하는 것이 중요하다.

Q 천식에는 반드시 흡입제를 사용하는가?

A 천식 치료제는 복용법에 따라 약물을 들이마셔 기관지에 약물을 전달하는 흡입제와 입으로 복용하는 경구약으로 크게 두 가지로 나눌 수 있다.

흡입제는 병이 있는 기관지에 약물을 신속하게 전달하여 효과가 빠르고, 반면에 전신적인 흡수가 적어 부작용이 나타나는 빈도가 매우 낮다. 따라서 경구약보다는 흡입제의 사용을 권장한다.

같은 흡입제 중에서도 성분에 따라 매일 꾸준히 사용하여야 하는 천식 조절제와 증상이 있을 때에만 사용하는 증상 완화제가 있다. 특히 조절제 중 흡입용 스테로이드는 가장 중요한 약제로서 알레르기 염증을 조절하는 역할을 하며, 반드시 꾸준히 사용해야 천식을 잘 조절하고 증상의 악화를 예방할 수 있다.

Q 흡입용 스테로이드를 오래 사용한 경우 부작용은 없는가?

A 스테로이드 제제를 장기간에 경구로 복용하면 여러 가지 부작용이 발생할 수 있다. 하지만 흡입용 스테로이드는 장기간 사용하여도 기관지에만 작용하고, 전신으로 흡수되는 양은 아주 미미하다. 따라서 현재 일반적인 치료에 사용되는 흡입제는 전문의의 처방에 따라 적정량을 사용한다면 장기간 사용하더라도 부작용이 거의 없으며, 내성 또는 습관성이 발생하는 경우도 거의 없다. 단, 스테로이드 흡입제는 구강에 백태가 끼고 통증이 발생하는 구강 칸디다증(곰팡이 감염)을 일으킬 수 있으므로 반드시 흡입한 뒤에는 구강을 세척해야 한다.

Q 아이들에게 비강내 스테로이드를 오래 사용해도 안전한가?

A 알레르기 비염 치료제로 쓰이는 약제들은 대부분 장기간

사용해도 안전하다고 알려져 있다. 비강내 국소 스테로이드제도 전신 흡수율이 매우 낮아 소아에서도 성장 장애와 같은 부작용이 거의 없다고 보고되어 있다. 그러나 약제는 반드시 알레르기 전문의와 상의하여 적절하게 사용해야 한다.

Q 면역치료를 하면 천식과 알레르기 비염이 완치되는가?

A 면역치료는 천식 또는 알레르기 비염 환자 중 원인 항원이 명확하고 폐기능이 보존되어 있는 천식 환자 중 일부에서만 시행할 수 있다. 면역치료를 하면 알레르기 과민반응이 현저하게 감소되도록 체질을 개선할 수 있으며, 최소 3년간 치료하면 일부 환자는 완치도 가능하다. 그러나 면역치료를 하는 도중에도 증상에 따라 약물치료를 병용할 수 있으며 환경관리를 철저히 해야 한다.

Q 한방 치료로 체질을 개선시킬 수 있나?

A 한약으로 치료하여 호전된 환자들도 있다고 하지만, 아직 과학적으로 효과가 입증된 보고는 매우 드물다. 한약의 재료는 주로 약초를 사용하는데, 여기에는 여러 가지 약효 성분들이 포함되어 있으나 구체적인 성분들이 밝혀져 있지 않아 효과를 논하기 어렵다.

또한 한약제에 알레르기 질환의 치료에 흔히 사용되는 스테로이드 성분(항염증 효과를 나타내는 성분)이 포함되어 있는 경우 일시적으로는 알레르기 질환이 호전되는 것으로 느낄 수 있으나, 반대로 스테로이드 성분에 과도하게 노출됨으로써 스테로이드 부작용을 경험하는 경우도 많다. 물론 일부 완치되는 경우가 있지만, 천식은 시간이 지남에 따라 자연적으로 완화되는 경과를 보이기도 하므로 약에 의한 효과를 구분해야 한다. 그러나 앞서 설명한 바와 같이 알레르기 질환은 대부분 유전적 체질에 의해 만성적인 알레르기 염증이 지속되므로, 약을 끊으면 대부분 다시 증상이 발생한다.

최근에는 몇 가지 한약제에서 항알레르기 성분을 추출하여 약제로 사용하고 있고, 또한 효과가 있는 것으로 입증이 되었고, 향후에도 이러한 정확한 성분과 정량적 분석에 의해 규격화한 한약제를 지속적으로 연구·개발하면 알레르기 질환의 치료에 도움이 될 것으로 기대한다.

Q 태반 주사가 도움이 되는가?

A 최근 알레르기 질환의 치료에 태반 주사를 이용하는 환자들을 볼 수 있는데, 태반 주사의 효과는 과학적으로 증명된 바 없다. 도리어 태반 성분을 직접 주사함으로써, 태반 성분에

대한 중증 알레르기 반응을 일으키는 등 치명적인 부작용이 발생하는 경우가 있기 때문에 주의해야 한다.

Q 집먼지 진드기 차단 특수 커버는 효과가 있나?

A 집먼지 진드기는 알레르기 비염과 천식 등 호흡기 알레르기를 일으키는 가장 주요한 원인 물질이다. 눈에 보이지 않을 정도로 작은 진드기류의 생물로 사람 몸에서 나오는 비듬 등을 먹고 살며, 주로 침구류·소파·카펫·봉제완구 등에 서식한다. 따뜻하고 습기가 많은 환경에서 잘 번식하는데, 이들에서 나오는 분비물이 공기 중에 떠다니다 숨을 쉴 때 기관지로 들어와 알레르기 염증을 일으킨다.

집먼지 진드기에 노출되지 않기 위해서는 천 소파, 카펫 등을 비롯하여 꼭 필요하지 않은 가구 등은 없애거나 바꾸는 것이 좋다. 집 안에 먼지가 없도록 청소를 자주 하는 것이 좋은데, 일반 청소기보다 HEPA 필터 여과기가 있는 진공청소기를 사용하는 것이 좋으며, 환기를 자주 하는 것도 좋은 방법이다. 특수 커버는 집먼지 진드기의 투과를 억제하는 효과가 있어 특히 소아에게 알레르겐 노출을 장기적으로 줄여 주는 역할을 한다고 알려져 있다. 하지만 반드시 약물치료를 병행해야 가장 효과가 좋다는 것을 꼭 명심해야 한다.

Q 공기가 좋은 시골로 이사를 가면 천식이 나을까?

A 공해가 적은 공기 좋은 곳으로 가면 먼지, 곰팡이, 가축 등의 여러 가지 알레르겐을 피할 수 있거나 정신적인 스트레스에 의한 발작을 예방할 수는 있다. 그러나 공기 좋은 곳에 간다고 천식 자체가 없어지는 것은 아니며, 오히려 각종 꽃가루 등이 도시보다 많아 계절성 꽃가루에 감작된 환자라면 천식 증상이 악화될 수 있다.

Q 알레르기 증상이 발생하는 몸의 부위(호흡기, 소화기, 피부, 전신 등)에 따라 완치 정도가 다른가?

A 다양한 알레르기 질환이 몸의 여러 부위에 증상을 유발할 수 있다. 천식과 알레르기 비염은 주로 호흡기와 코에 증상을 보이고, 아토피 피부염은 피부 증상이 나타나고 음식 알레르기는 소화기 증상뿐만 아니라 다른 전신 증상도 나타날 수 있다. 알레르기 질환의 종류에 따른 일반적인 임상경과에 대한 예측은 어느 정도 가능하지만, 알레르기 질환은 우리 몸의 면역 기관에 기억이 남아 평생 지속되는 경우가 대부분이기 때문에, 완치를 목표로 하기보다는 예방과 조절이 최선이다. 즉, 발생한 몸의 부위에 따른 완치 정도를 직접적으로 비교될 수는 없다.

Q 알레르기 비염은 오전에 재채기가 많이 나오던데 그 이유는 무엇인가?

A 알레르기 염증은 체내 스테로이드의 일중 변동과 교감/부교감신경의 활성과 연관이 있다. 야간에는 체내 스테로이드가 감소하고 교감신경의 활성이 떨어지고 대신 부교감신경이 활성화하므로 알레르기 염증이 상대적으로 악화될 수 있다. 밤 동안에 악화된 염증 때문에 아침에 일어나면 심한 콧물, 재채기 증상이 나타난다. 또한 꽃가루에 의한 알레르기 비염 환자는 꽃가루 포자가 많이 날리는 오전 시간에 증상이 악화되고, 꼭 꽃가루에 의한 경우가 아니더라도 아침 기상 직후부터 오전 시간대에 온도가 낮고, 이불 등에 먼지가 많이 발생하므로 이로 인하여 코 점막의 비만 세포에서 히스타민 분비가 활발해지면서 주로 이 시간대에 증상이 많이 나타난다.

Q 체질에 따라 유발하는 알레르기가 다른가?

A 기본적으로 알레르기 체질이란 인체가 외부 물질(집먼지 진드기, 꽃가루, 곰팡이, 동물의 털, 바퀴벌레 등)에 과민하게 반응하여 여러 가지 증상을 나타내는 성향이 있는데, 이러한 체질을 '아토피'라고 한다. 이런 아토피 체질 내에서도 개인의 체질에 따라 특정 알레르기 질환이 더 잘 발생할 수 있을 것으로 생각

하며, 이에 대한 유전자 및 환경 인자에 대한 연구가 활발히 진행되고 있으나 현재까지는 일부만 밝혀져 있는 상태이다. 여러 가지 알레르기 질환 중에서도 알레르기 비염과 천식은 서의 같은 질환처럼 강한 연관성을 보이고 있으나, 그 외 질환들은 이와는 조금 다른 양상을 보인다.

Q 감기로 인한 기침, 재채기와 알레르기 질환으로 인한 기침, 재채기는 어떻게 구분하나?

A 감기는 대체로 열이 있고 맑은 콧물보다는 끈끈한 점액성 콧물이 나오고, 기침과 재채기가 하루 종일 지속되다가 대부분 1주일 이내에 회복된다. 알레르기 비염은 물처럼 맑은 콧물이 흐르면서 코가 간질간질하면서 갑자기 발작적으로 재채기를 하는 경우가 흔하다. 기침을 동반하는 경우는 상대적으로 흔하지 않으며, 열도 나지 않으며 여러 주일 이상 지속된다. 그래서 동반된 증상뿐만 아니라 증상이 지속되는 기간도 두 질환을 구분하는 데 중요하다.

Q 알레르기 비염에 특별히 좋은 음식, 과일이나 차 종류는?

A 알레르기 비염에 특별히 이로운 식품은 없다. 식품에 포함된 특정 성분이 알레르기 비염에 좋을 수는 있으나, 그 성분

으로 치료 효과를 볼 정도로 섭취하려면 1일 섭취량이 식품으로 섭취하기에는 매우 많다. 그래서 현실적으로 식품 섭취를 통해 치료 효과를 보기는 어렵다. 예를 들어 녹차의 특정 성분이 알레르기에 좋다고 하여 그것의 효과를 보기 위해 녹차를 마신다면 하루에 녹차를 수십 잔이나 수백 잔을 마셔야 치료 효과를 볼 수 있는 혈중 농도에 도달할 수 있다. 따라서 균형 잡힌 식생활과 함께 제철에 나오는 신선한 음식을 먹는 것이 가장 중요하다. 특정 음식만으로 알레르기 비염을 완전히 호전시키기는 어려우므로 반드시 적절한 약물 치료를 함께 하도록 한다.

Q 알레르기 비염에 특별히 피해야 하는 음식이 있다면, 종류와 이유는 무엇인가?

A 알레르기 비염 환자가 특별히 피해야 할 음식은 없다. 기본적인 건강 상식에 따라 신선한 음식으로 균형 잡힌 식생활을 유지하는 것이 가장 중요하다. 그러나 일부 알레르기 비염 환자 중에는 알레르기 비염을 일으키는 원인 항원과 비슷한 항원 구조를 가진 특정 음식물을 섭취한 뒤에 증상이 악화되는 경우나, 음식 알레르기가 동반되어 있는 환자가 있다. 이런 경우에는 병원에서 정확한 진단을 받은 뒤에 해당 음식물을 피하는 것이 좋다.

Q 알레르기 비염일 경우에 입 냄새가 나기도 한다는데 이유는 무엇인가?

A 심한 코막힘으로 인해 구강 호흡을 할 경우 입안이 건조해지고 침 분비가 원활하지 않아 세균이 쉽게 번식하여 입안에서 냄새가 날 수 있다. 또한 알레르기 비염에 부비동염이 합병되어 발생한 경우와 목 뒤로 콧물이 넘어가는 '후비루 증후군'이 있는 경우에는 점액이 세균에 의해 분해되면서 질소 화합물을 분비해 역한 구취를 유발할 수 있다.

Q 만성 비염일 경우에 성장 장애, 학습 부진, 면역 저하가 올 수 있나?

A 만성 비염으로 인해 코막힘이 심해 입으로 숨을 쉬거나 자주 콧물을 훌쩍거리면서 코를 자주 풀게 된다. 또한 동시에 두통이 같이 오는 경우가 많아 주의력과 집중력이 떨어져 결국 학습 부진으로 이어진다. 이는 성인도 마찬가지여서 작업 능률을 떨어뜨리는 원인이 된다. 특히 소아는 코가 막혀 자주 깨면서 숙면을 취하지 못해 성장 호르몬이 정상적으로 분비되지 못해 키 성장을 저해할 수 있다. 자주 입을 벌리고 숨을 쉬면 위턱의 발육에 나쁜 영향을 주고, 치아의 부정교합이 발생할 수 있다. 또한 공기의 온도와 습도를 조절하고 외부 항원의 침투에 중요한 역할을 담당하는 코를 통과하지 않고 입으로 호흡하면 바

이러스나 세균의 침범에 대한 저항력이 떨어진다.

Q 면역력이 떨어지면 알레르기가 심해지나?

A 기본적으로 알레르기 반응은 유전적으로 알레르기 소인이 있는 사람이 알레르기를 일으키는 항원 물질에 반복적으로 노출되어 과도한 반응(과민반응)을 보이는 것이다. 따라서 면역력이 떨어진 것이 아니라 정상과 다른 면역반응을 보이는 것이다. 일반적으로 면역력 저하는 감염성 질환에 대해 취약해지며, 알레르기 질환의 악화와는 직접적인 상관이 없다.

Q 알레르기 비염일 때 코에도 통증이 함께 오나?

A 보통 알레르기 비염만으로 코에 통증이 발생하지는 않는다. 뿌연 점액성 또는 누런 화농성 콧물이 흘러나오면서 코나 주변부 통증이 발생하면 부비동염의 동반을 먼저 의심해 보아야 한다.

콧물에 피가 섞여 나오거나 화농성 콧물이 한쪽에서만 흘러나오고 코의 통증이 동반되면 이물질이나 코 종양 등 다른 질환을 반드시 의심해야 한다.